Sieglinde G.

Unterwegs

mit dem

Asperger-Syndrom

Manuela Kinzel Verlag

Impressum:

Manuela Kinzel Verlag
73037 Göppingen
Tel. 07165 / 929 399

info@manuela-kinzel-verlag.de
www.manuela-kinzel-verlag.de

2. Auflage 2022

ISBN 978-3-95544-167-8

Inhaltsverzeichnis

1. Vorwort

Warum schreibe ich dieses Buch?
Ich habe eine Autismus-Spektrum-Störung, konkret das Asperger-Syndrom.
Ein gängiger Satz, den ich mittlerweile entäußere, seitdem bei mir Ende des Jahres 2020 im Alter von 38 Jahren die Diagnose des Asperger-Syndroms von fachärztlicher Seite gestellt wurde.
Der Interlokutor reagiert bei Nennung dieser Störung in der Regel nicht im Sinne einer nunmehr erhaltenen Erhellung über Besonderheiten seines Gegenübers. Das Asperger-Syndrom wird in der Gesellschaft manchmal der Kategorie seelische Störung bzw. psychische Störung zugeordnet. Dies ist jedoch ein Erratum, welches es gilt, in der Gesellschaft zu eradizieren, wozu auch meine Sätze beitragen sollen.
Anhand von Eindrücken und Wahrnehmungen aus meinem Leben als Asperger-Autist (oft Aspie genannt) sollen diese als Transmitter dienen, um meine der Diagnose geschuldete Gedankenwelt verständlich in die Wahrnehmung der nichtautistischen Bevölkerung einzupflanzen.
Auch sollen die dargelegten Auszüge aus meinem Leben den Lesern vor Augen führen, wie beispielhaft das Leben eines Asperger-Autisten aussehen kann und wie bei Aufeinandertreffen mit einem Asperger-Autisten diesem eine Kommunikation einfacher gemacht werden kann, etwa durch präzise Fragestellungen.

Das Asperger-Syndrom ist – anders als etwa eine körperliche Behinderung – äußerlich als solches nicht erkennbar. Vielmehr handelt es sich um eine Entwicklungsstörung, die sich oft durch folgende Besonderheiten zeigt[1]:

- Schwierigkeiten in der sozialen Interaktion und Kommunikation
- Unterschiede bei der Wahrnehmung und Reizverarbeitung, insbesondere Reizfilterung
- außergewöhnliche Interessen und Begabungen
- ritualisierte Handlungen bzw. Abläufe

Da sich diese besonderen Wesenszüge im Inneren des Menschen abspielen, ist eine Diagnostik häufig schwierig. Auch gelingt es gerade intelligenten Menschen, Schwierigkeiten, die sich diagnosespezifisch im Leben ergeben, durch Lerntechniken und Anpassungsmethoden bis zu einem gewissen Maß zu kompensieren.

Dieses Buch soll daher auch eine Entscheidungshilfe für die Menschen sein, die das Asperger-Syndrom für sich in Betracht ziehen und eine Diagnostik scheuen.

Ich kann jedoch jeden ermuntern, der bei einem Hineinhorchen in sich selbst die Zuordnung zur Diagnose des Asperger-Syndroms ernsthaft in Betracht zieht, den gangbaren Weg einer Diagnostik nicht zu scheuen, da aus meiner Erfahrung erst die Kenntnis dieser Diagnose die Puzzleteile im Lager meiner Erinnerungen zu einem Gesamtbild zusammengefügt hat.

---

1 https://de.wikipedia.org/wiki/Asperger-Syndrom, aufgerufen am 12.03.2022, 17:09 Uhr.

Auch soll dieses Buch seinen Dienst dahingehend leisten, Betroffene zu einem offenen Umgang mit der Diagnose zu ermutigen.
Ein offener Umgang mit der Diagnose führte bei mir ausschließlich zu positiven Erfahrungen in meinem Umfeld. Ebenso trägt diese Offenheit auch dazu bei, Autismus-Spektrum-Störungen in der Gesellschaft nicht zu tabuisieren und den Mitmenschen überhaupt zu zeigen, dass unter ihnen auch Personen sind, denen andere Wesensmerkmale inhärent sind.
Gerade diese Diversität ist es, die unsere Gesellschaft, die aus Individuen besteht, bunt macht und die nicht in Vergessenheit geraten darf bzw. überhaupt erst hervorgehoben werden muss.
Das Buch soll ferner für andere Asperger-Autisten als Hilfestellung dahingehend dienen, dass trotz gewisser Schwierigkeiten es sich stets lohnt nicht aufzugeben und zudem aufzeigen, dass auch andere Asperger-Autisten einen kurvenreichen Lebensweg vorzuweisen haben.
Jeder ist der Regisseur seines Lebens und lenkt mithin seinen Lebenswagen selbst.
Zu guter Letzt soll daher dieses Buch auch für mich eine helfende Funktion haben, indem ich durch die schriftliche Niederlegung meiner Gedanken, Erlebnisse und Erfahrungen die einzelnen Stationen meines Lebensweges nochmal durchlaufe und dadurch besser verarbeiten kann.
Des Weiteren schreibe ich sehr gerne und die Beschäftigung mit der deutschen Sprache sowie das Pflegen eines

etwas für andere gewöhnungsbedürftigen Schreibstils ist meinen Freizeitbeschäftigungen zuzuordnen.
Der Asperger ist mein Begleiter, den ich nicht wie Schmutz von meinem Körper in der Dusche entfernen kann. Er steht mir jeden Tag zur Seite, so dass ich meinen Weggefährten auf den folgenden Seiten näher vorstellen möchte.
Das Buch beginnt nach einer kurzen Vorstellung meiner Person sodann mit der Darlegung meiner Diagnostik.
Es folgen Schilderungen aus den drei großen Lebensabschnitten Schulzeit, Studium und Arbeitsleben.
Im Bereich des Arbeitslebens sind sodann Besonderheiten in meinem Leben dargelegt.
Im Weiteren folgen Kapitel von einzelnen Aspekten aus meinem Leben, die einen Zusammenhang mit dem Asperger-Syndrom erkennen lassen.
Von einer vollständigen chronologischen Darstellung der einzelnen Stationen meines Lebensweges habe ich abgesehen, da bestimmte Punkte sich nur schwer zeitlich an einem Lebensstandort einordnen lassen, sondern eher im Gesamtbild zu sehen sind und daher am Ende des Buches einen Platz gefunden haben.

2. Kurzdarstellung meiner Person

Ich wurde im Jahr 1982 als zweites Kind meiner Eltern geboren. Meine Schwester ist 2,5 Jahre älter. Ich bin in einer Kleinstadt aufgewachsen und legte dort im Jahr 2002 mein Abitur ab.

Während der Schulzeit durchlitt ich eine Magersucht und beschäftigte mich in meiner Freizeit viel mit Lesen, Musizieren und Badmintonspielen.

Nach dem Abitur folgte ein Jurastudium mit einem Auszug aus meinem Elternhaus. Die Endphase des Studiums war begleitet von einer psychotherapeutischen Behandlung.

Zum Referendariat kehrte ich 2008 wieder in mein Elternhaus in den Schoß der Familie zurück und bestand im Jahr 2010 erfolgreich das zweite juristische Staatsexamen.

In dieser Zeit des Referendariats lernte ich meinen heutigen Ehemann kennen, der ebenfalls das Referendariat mit mir absolvierte.

Nachdem wir beide das zweite Staatsexamen abgelegt hatten, zogen wir 2011 in ein anderes Bundesland, da ich dort beruflich als Juristin starten konnte. Meine Eltern und meine Schwester sind mittlerweile zu uns gezogen, so dass wir alle zusammen in einem Zweifamilienhaus wohnen.

In meiner Freizeit lese und schreibe ich gerne. Außerdem zählen Sport (Joggen, Nordic-Walking, Wandern, Radfahren, Langlaufen) und Musik (Schlagzeug, Kirchenor-

gel) sowie Brettspiele zu meinen Vorlieben in der Freizeit.
Mein Interesse gilt insbesondere auch der deutschen Sprache und der Vielfalt der Wörter, so dass ich in einem Notizbuch für mich persönlich schöne Wörter sammele und diese auch in meine Sammlung im PC übertrage.
Ende 2020 wurde bei mir das Asperger-Syndrom diagnostiziert. Somit gehöre ich zur Kategorie der Personen, die erst im Erwachsenenalter Kenntnis von ihrer Diagnose erlangt haben.

3. Die Diagnostik

Vielfach habe ich gelesen, dass das Asperger-Syndrom bei Betroffenen oft erst spät oder gar nicht diagnostiziert wird. Somit falle ich nicht aus dem Raster.
Bei mir wurde die Diagnose im Alter von 38 Jahren gestellt, als ich nach einer funktionellen Stimmstörung im Nachgang zu einer Kehlkopfentzündung in logopädischer Behandlung war und im Anschluss daran im Hinblick auf kommunikative Schwierigkeiten zahlreiche Stunden in rhetorischer Schulung nahm.
In vorangegangener psycho- und verhaltenstherapeutischer Behandlung beginnend mit langjährigen Unterbrechungen im Studium wurde irrtümlicherweise immer die Diagnose einer sozialen Phobie gestellt.

Erst im Rahmen der rhetorischen Stunden in der logopädischen Behandlung fingen meine schon länger bestehenden Zweifel hinsichtlich der Diagnose der sozialen Phobie an, konkret in mir zu gären, so dass ich mich selbst näher mit einer diagnostischen Einordnung zu befassen begann. Auffallend für mich im Rahmen der logopädischen Behandlung war, dass selbst unter beschützenden Bedingungen zu Hause bestimmte rhetorische Übungen nicht gut funktionierten bzw. in der Behandlung Kommunikation auf der Sachebene nach konkreten Fragen passabel verlief, wohingegen das spontane freie Reden bzw. Smalltalk einem Hürdenlauf ohne Ankommen im Ziel gleichkam.

Flankiert wurden diese Zweifel bereits von der Begebenheit, dass nach mehreren Jahren Verhaltenstherapie diese ohne erfolgreichen Abschluss beendet wurde, da sich fast keine Fortschritte im Behandlungsverlauf einstellten und mithin ein Punkt erreicht war, an dem eine andere therapeutische Richtung einzuschlagen war. Zudem merkte ich auch selbst, dass eine konkrete rhetorische Schulung mir mehr Wege für ein selbständigeres und mehr zur Zufriedenheit beitragendes Leben aufzeigen kann.

Ich las mich mithin einige Wochen in den Bereich der Störungen aus dem Autismus-Spektrum ein, da eine solche Störung für mich als diagnostische Einordnung in der Rückschau meines Lebensweges und der vorhandenen Schwierigkeiten plausibel erschien.

Auch mit der Thematik „Mutismus“[2] machte ich nähere Bekanntschaft durch entsprechende Lektüre, insbesondere von Fallbeispielen.
Der Hintergrund für diese Bekanntschaft ist, dass bei mir in der psychotherapeutischen Behandlung während meines Studiums die Verdachtsdiagnose „selektiver Mutismus“ seitens meiner Therapeutin gestellt wurde.
Mein Wissen über Autismus-Spektrum-Störungen befand sich zu Beginn der Beschäftigung mit dieser Diagnose im Jahr 2019 auf dem Niveau der aufgesaugten Informationen aus Spielfilmen bzw. dem allgemeinen Zeitungswissen. Je mehr ich mich einlas, umso sicherer wurde ich in meiner diagnostischen Selbsteinordnung. Mir persönlich erschien es wichtig, eine konkrete diagnostische Einordnung meiner Schwierigkeiten zu wissen, zumal ich erheblich mit der Diagnose der sozialen Phobie haderte und diese Fehldiagnose mir keinen inneren Frieden bescherte.
Ich entschloss mich daher Ende des Jahres 2019, meine ehemalige Fachärztin für Psychiatrie, bei der ich bis Anfang 2019 in therapeutischer Behandlung war, nochmals ausschließlich zwecks Abklärung meiner Verdachtsdiagnose des Asperger-Syndroms zu konsultieren, um den Zustand des inneren Chaos der nicht geklärten Einstufung meiner Verhaltensauffälligkeiten beenden zu kön-

2 Der Begriff Mutismus leitet sich aus dem Lateinischen ab (mutitas – Stummheit bzw. mutus – stumm). Es handelt sich um eine Kommunikationsstörung, bei welcher die Betroffenen grundsätzlich in der Lage sind zu sprechen.

nen und mehr innere Ruhe zu finden. Ich bekam zur Behebung meiner Zweifel glücklicherweise noch in der Woche der Anfrage einen Termin zur Diagnostik angeboten.

Ich gebe der Ärztin keinesfalls die Schuld, dass meine Diagnose vorher nicht entdeckt wurde, da eine frühere Diagnostik im Rahmen der Therapie durch fehlenden Informationsfluss von meiner Seite, was den Schwierigkeiten in der mündlichen Kommunikation geschuldet war, nur schwer möglich bzw. nahezu unmöglich gewesen wäre.

Im Rahmen einer schriftlichen Darstellung, insbesondere von Schwierigkeiten in der Kindheit und Jugendzeit, gab ich Auskünfte über mich preis, zu denen ich mündlich in einer Vis-à-vis-Situation nicht in der Lage gewesen wäre.

An dieser Stelle ist bereits in Erwähnung zu bringen, dass eine schriftliche Kommunikation oft der Rettungsanker für mich ist, um meine Belange zu artikulieren.

Von daher gesehen geht ein Appell bzw. eine Bitte an Ärzte, dass bei Patienten, die therapeutische Hilfe wegen Kommunikationsschwierigkeiten aufsuchen, stets die Möglichkeit bzw. die Offerte einer schriftlichen Kommunikation in Betracht gezogen werden sollte.

In der Reflexion meiner Vergangenheit kann ich nur jeden ermutigen, sich frühzeitig bei Anzeichen für eine Asperger-Diagnose einer solchen Diagnostik zu unterziehen. Fehldiagnosen, wie etwa bei mir die soziale Phobie, wohnt das Potential inne, dass ein Patient innerlich Amok läuft und sich immer mehr zurückzieht, insbeson-

dere, wenn in der Therapie keine eklatanten Fortschritte zu erkennen sind.
Eine beizeiten gestellte Asperger-Diagnose lässt auch etwaige Komorbiditäten[3] in einem anderen Licht erscheinen und leistet einen Beitrag zum eigenen Verständnis von Begleitdiagnosen.

4. Schule – Kontakt mit Mitschülern

Retrospektiv war die Schule für mich kein Wohlfühlort. Mit zunehmendem Alter wurde die Kommunikation mit den Mitschülern für mich schwierig mit der Folge eines Eintritts meiner Person in eine Außenseiterrolle.
Sobald das Gespräch auf nicht schulisch bezogene Themen kam, war die Grenze meiner kommunikativen Fähigkeiten erreicht.
In der Grundschulzeit stand altersbedingt mehr das Spielerische im Miteinander im Fokus, so dass die Hauptphase der Erschwernisse auf dem Terrain Kommunikation mit Mitschülern mit Beginn des Übertritts in das Gymnasium ihren Startpunkt fand.
So fing ich auch an, ab der 7. Klasse keine schulischen Weggefährten mehr zum Geburtstag zu mir nach Hause einzuladen, da nun bei den Mitschülerinnen – anders als

---

3 Es handelt sich bei Komorbiditäten um Begleit-erkrankungen bzw. Begleitdiagnosen, die zusätzlich zur Grunderkrankung bzw. Grunddiagnose vorliegen.

in den Vorjahren – nicht mehr Aktionen wie Schnitzeljagd, Märchen als Theaterstück nachspielen und mithin konkrete Spiele das Motto des Geburtstags darstellten, sondern einfach nur Zusammensitzen und ein mündlicher Austausch über Jungs, Sexualität und mithin mädchenhafte Themen im Fokus des allgemeinen Interesses standen.
Die Gespräche kreisten auch oft um das Thema „Boygroups“ und welchen Jungen wer gerade „süß“ fand. Die Mitschülerinnen schwärmten in ihren verbalen Entäußerungen für junge männliche Mitglieder einer Band als vermeintliches Idol.
Diese Interessenverlagerung der Mitschülerinnen machte sich auch in den Pausen zwischen dem Unterricht bemerkbar, so dass ich die Pausen oft allein meine Runden drehend oder als fünftes Rad am Wagen bei einer Gruppe stehend in der Zuhörerrolle verbrachte, ohne große Beachtung gefunden zu haben und ohne in die Kommunikation eingebunden zu werden.
Die Aufmerksamkeit meiner Mitschüler richtete sich jedoch dann auf mich, wenn meine Mithilfe zum Abschreiben von Hausaufgaben in der Pause benötigt wurde. Aufgrund des schlechten Selbstwertgefühls durch die gefühlte Außenseiterrolle war ich nicht in der Lage, solche Bitten mit einem „Nein“ abzuschlagen.
Dieses Abschreibenlassen ist sogar einmal einer Lehrkraft aufgefallen, die beim Einsammeln der Hausaufgaben deutliche Parallelen in der sprachlichen Formulierung von meiner Niederschrift im Heft mit einem Mitschüler

bemerkte, zumal ich einen sehr individuellen Schreibstil pflegte. Da die Lehrkraft jedoch meinen Schreibstil kannte, war ihr sofort klar, wer bei den Hausaufgaben die Fleißarbeit geleistet hat und wem die Rolle des Abschreibers zufiel. Sie konnte nicht verstehen, dass ich mich für solch parasitäre Gepflogenheiten von Mitschülern hergebe.

Meinen Eltern habe ich von diesen Schwierigkeiten in der Schule nichts erzählt, um sie u.a. in dem Glauben zu lassen, dass ich ihnen keine Probleme bereite und ich auch nicht in der Lage war, mündlich über mich belastende persönliche Angelegenheiten zu sprechen. Diese Geheimniskrämerei lastete jedoch schwer auf meiner Seele. Heute weiß zumindest meine Mutter darüber Bescheid, da ich ihr einen ärztlichen Bericht zum Lesen gab, in welchem diese Begebenheit geschildert war. Mündlich sah ich mich nicht in der Lage, über mein über die Jahre mich bedrückendes Geheimnis zu reden und wählte daher die Möglichkeit der Kommunikation auf schriftlichem Wege.

Ich sehnte zwar keine Partys und Gruppenveranstaltungen herbei und beschäftigte mich auch sehr gerne in Ruhe allein, aber dennoch blieb die Sehnsucht nach einer besten Freundin, um neben den Eltern eine Möglichkeit der Ansprache zu haben.

Zugleich war jedoch das Gefühl vorhanden, anders zu sein als die Mitschüler und das irgendwas mit mir nicht stimmte, da ich von meinem damaligen Empfängerhorizont her mit den Mitschülern mangels anderer Interessen und anders gelagerter Kommunikation nicht klarkam und mithin in einer eigenen Parallelwelt lebte.

5. Klassenfahrten und Schüleraustausch

Klassenfahrten und der Gegenbesuch von mir in der Gastfamilie beim Schüleraustausch in Spanien waren für mich Inzidenzen, die meiner Reminiszenz nach auch einleitend für den Beginn meiner Zeit der Magersucht waren.
Erschwerend im Vergleich zu dem im Schulalltag regelmäßigen Laufwerk der bis zum Abitur tickenden Schuluhr war Klassenfahrten und dem Schüleraustausch inhärent, dass über eine lange Zeitspanne ritualisierte Abläufe durchbrochen wurden, wenig Rückzugsraum bestand und Gruppensituationen bzw. soziale Interaktion in verstärktem Maße den Tag durchzogen. Zudem war ich in fremder Umgebung auf mich alleine gestellt, ohne eine Vertrauensperson als Adjutor zur Seite zu haben.
Der Körper stand während solcher Veranstaltungen unter 24-Stunden-Dauerstress und schrie innerlich permanent den Satz: „Holt mich hier raus, ich halte das nicht aus!“ Diesen Satz tatsächlich ans Tageslicht zu holen schaffte ich jedoch nicht, so dass es galt, Mechanismen und innere gedankliche Anreize für eine sinnstiftende Funktion dieser unfreiwilligen Aufenthalte fernab zu Hause zu finden.

Ich habe zwar eine starke innere Widerstandsfähigkeit und kann viele Belastungen ertragen. Insofern kommt bei mir vergleichbar auf einer Kirmes nicht beim ersten Ballwurf gegen eine Dose die ganze Dosenpyramide zum Einsturz.

Auch habe ich meine Grenzen in der Vergangenheit zum Nachteil der eigenen Kräfte oft überschritten. Diese Belastung meiner Seele mit kaum ertragbaren Situationen trug zu einem reduzierten bzw. selektiven Essverhalten bei nach dem Motto: „Ich kann etwas, ich habe meinen Körper unter Kontrolle, dieser gehört nur mir und wir bilden ein geschlossenes Refugium, in welches sonst niemand Einlass gewährt wird."

In der Folge verlor ich während solcher Aufenthalte an Gewicht und in der Oberstufe begann dann die drastische Abwärtsspirale bis zu einem Gewicht von ca. 43 kg bei einer Körpergröße von 1,70 m. Damals waren mir die Aspekte der Gefährlichkeit dieser Erkrankung für den Körper nicht aktiv bewusst bzw. ich verdrängte diese mehr. Im Nachhinein weiß ich, dass ich mit meinem Körper Raubbau betrieben habe und diesem keinen Gefallen getan habe. Jeder Mensch hat nur einen Körper und kann sich glücklich schätzen, mit allen lebensnotwendigen Organen ausgestattet zu sein.

Geheilt bin ich von dieser Krankheit der Magersucht heute immer noch nicht in toto, da die Kontrolle über den Körper bzw. das Essen ein geplantes Verhalten ist, das sich nicht von heute auf morgen ausschalten lässt

und kontrollierendes Verhalten Aspies durchaus eigen und mithin nicht wesensfremd ist.
Dieses Vorgehen in planvoller Manier folgt gewissen Regeln und zeigt mithin das Ausleben aspergertypischer Vorlieben, die auch an einem Stoppschild mit dem Untertitel „Magersucht“ nicht haltmachen.
Im Rahmen meines Aufenthaltes in der Gastfamilie wurden meine Stimmbänder kaum beansprucht, da ich fast nichts sprach. Stattdessen versuchte ich, die verbleibenden Rückzugsmöglichkeiten mit dem Vertiefen in ein Buch zu nutzen, um durch ein Abtauchen in eine andere Welt den realen Belastungen zu echappieren und meinen Lesehorizont zu erweitern.

6. Schulunterricht

In der Schulzeit wichen meine schriftlichen Leistungen von den mündlichen erheblich dahingehend ab, dass die mündlichen Leistungen in der Notenskala schlechter als die schriftlichen Leistungen bewertet wurden.
Meine nicht gerade positiv zu würdigende mündliche Beteiligung zog sich wie ein roter Faden durch die Schulzeit, auch wenn ich vom Intelligenzniveau nach durchgeführter Testung dem Bereich der Hochintelligenz zuzuordnen bin und gerade im sprachlichen Bereich knapp unter der Hochbegabung liege.

Erst durch die Asperger-Diagnose kam für mich die Erleuchtung, weshalb es mir etwa möglich war, auf eine Frage, die nur in einem Wort bzw. in einem kurzen Satz zu beantworten war (z.B. Vokabeln, Jahreszahlen im Geschichtsunterricht, Rechenergebnisse im Mathematikunterricht usw.), mich zu melden, um die Antwort zu geben.
Hier schließt sich wieder der Kreis zu der im Vorgriff noch an anderer Stelle in diesem Buch aufgeworfenen Thematik der präzisen Frage, bei welcher der Denkprozess nicht uferlos verläuft und die Antwort von solcher Länge ist, dass sie im Kopf innerlich schon vorgesprochen werden kann, um sodann bei Aufruf parat zu sein.
In der Konsequenz führte dies dazu, dass eine erhebliche Diskrepanz von meinen mündlichen und schriftlichen Leistungen vorhanden war, gerade als in den höheren Klassenstufen auch längere Antworten, insbesondere in den sprachlichen Fächern, gefordert waren.
Bei den sog. Epochalnoten wurde meine mündliche Leistung häufig mit der Note „mangelhaft" bewertet, auch mit der sinngemäßen Kommentierung: „Mädchen, wenn Du Dich nicht meldest, dann kann ich Deine Leistung nicht anders als mit der Note fünf einstufen." Nur eine Lehrerin zog mich in der 9. Klassenstufe nach dem Unterricht einmal zur Seite und sprach mich auf die Auffälligkeiten zwischen mündlicher und schriftlicher Leistung an und fragte, warum ich mich nicht beteilige. Ich zuckte mit den Schultern und gab sinngemäß die Antwort, ich wisse es nicht, ich hätte selbst keine Erklärung

dafür. Ein großer Belastungsfaktor der schlechten mündlichen Noten war für mich, dass ich diese Noten als Geheimnis für mich bewahrte und zu Hause entweder nicht preisgab oder eine bessere Note kundtat.
Durch die guten bzw. sehr guten schriftlichen Leistungen konnte ich im Zeugnis je nach Gewichtung der Epochalnote oft noch auf gute bzw. sehr gute Endnoten kommen, so dass im Gesamtbild die schulischen Leistungen im Zeugnis aus Elternsicht als nicht besorgniserregend erschienen.
Diese Geheimniskrämerei lastete jedoch auf meiner Seele, da die ständige Angst, die schlechten mündlichen Noten könnten meinen Eltern zu Ohren getragen werden, wie ein Damoklesschwert über mir schwebte. An dieser Stelle ist anzumerken, dass mein Onkel am selben Gymnasium als Lehrer unterrichtete, was die Wahrscheinlichkeit der Weiterverbreitung meiner mündlichen Noten in das häusliche Umfeld in einem höheren Licht erschienen ließ. Insofern atmete ich etwas auf, als mein Onkel sich zum Zeitpunkt meines Eintritts in die gymnasiale Oberstufe für eine Weile als Lehrer ins Ausland absentierte.
Dieses Doppelleben kostete mich innerlich sehr viel Kraft und Anspannung. Die ständige Angst, es kommt heraus, dass ich in der Schule nicht viel spreche, bestimmte oft mein gesamtes Denken.
Innerlich war zudem auch immer eine aufgestaute und mithin nicht entladene Wut vorhanden. Ich wusste aber

als Kind bzw. Jugendliche nicht, gegen wen oder was diese Wut eigentlich gerichtet war.
Im Nachhinein denke ich, dass es wie eine Art innerer Hilfeschrei war, dass mit mir etwas nicht stimmt, diese Schwierigkeiten aber keinen Namen hatten und dass ich durch Aufzeigen der Wut nach Unterstützung von außen begehrte.
Da ich aber die Erwartungshaltung hatte, niemanden mit Sorgen beschweren zu wollen, konnte ich verbal nicht auf meine Probleme aufmerksam machen.
Meine Wut zeigte sich u.a. darin, dass ich frequentiert gegenüber meinem Vater u.a. Hasstiraden losließ. Mein verbal aggressives Verhalten führte im Extremfall dazu, dass meine Mutter zu weinen anfing und einmal dann auch in ihr Schlafzimmer rannte und die Tür weinend hinter sich schloss. Danach war, nachdem ein paar Stunden eine bedrückende Stimmung im Haus die Vorherrschaft hatte, alles so, als sei nichts geschehen. Der status quo ante war mithin wiederhergestellt.

Bei Kenntnis meiner Asperger-Diagnose zum damaligen Zeitpunkt hätte ich solche für meine Eltern inkommode Situationen und jegliche Art von Aggression, die meinem heutigen Wesen fremd sind, vermeiden können. Aber ich war immer Herr meiner Sinne und wollte keiner Person physische oder psychische Injurien zufügen. Im Nachhinein schäme ich mich für mein damaliges Verhalten, wusste mir in der Vergangenheit aber nicht anders zu helfen.

7. Erlernen von Sprachen

Auch wenn ich ein Faible für Sprachen, insbesondere für die deutsche Sprache habe und mir das Erlernen von Sprachen leichtfällt, wurde in der Schule in den modernen Fremdsprachen der Unterricht von der mentalen Belastung mit jedem Lernjahr für mich deutlich anstrengender, was auch in den dann folgenden schlechteren mündlichen Bewertungen einen Niederschlag fand.
Ich hatte folgende Fremdsprachenreihenfolge in der Schule gewählt:

- Latein (5. Klasse)
- Englisch (7. Klasse)
- Altgriechisch und Spanisch (jeweils 9. Klasse)

Ein großer Vorteil für mich in der Schule war, dass ich mit dem Erlernen der lateinischen Sprache die erste längere Begegnung mit dem Lernprozess einer Fremdsprache hatte.
Diese Sprache aus dem Spektrum der toten Sprachen hatte den unschlagbaren Vorzug, dass der Unterricht nicht am freien Formulieren ausgerichtet war, sondern der Unterricht in der Regel auf der Vorgabe eines schriftlichen Textes, den es in die deutsche Sprache zu übersetzen galt, basierte. Die Kommunikation war mithin vorgegeben bzw. Fragen im Unterricht waren auf kurze Antworten im Sinne von Vokabeln, Konjugationen, Deklinationen und Grammatik ausgelegt, auf die ich mich schnell gedanklich präparieren konnte, ohne

dass eine verzögerte Antwortgebung abweichend von anderen Mitschülern zu beobachten war.
Es folgte dann in der 7. Klasse Englisch als zweite Fremdsprache. Hier machte sich deutlich bemerkbar, dass, sobald das sprachliche Niveau einer passablen Kommunikationsmöglichkeit in der Klasse erreicht war, meine mündliche Beteiligung abrupt schlechter wurde, da nunmehr längere Sätze oder gar mehrere Sätze als Antwort in Worte zu kleiden waren.
Da der Kopf schon in der deutschen Sprache als Muttersprache den Prozess des Vorabformulierens einer Antwort in einem gewissen zeitlichen Rahmen oft nicht spontan schaffte, wurde aus dem geistigen Marathon ein geistiger Ultra-Marathon, für den das Kraftreservoir nicht ausreichte.
Daher fiel die Wahl bei der dritten Pflichtfremdsprache für mich auf Altgriechisch, obwohl ich in dem Erlernen der französischen Sprache als Option mehr Nutzen gesehen hätte als in einer weiteren toten Sprache, da ich beruflich keinen Weg einschlagen wollte, bei dem das Graecum nicht conditio sine qua non für den Erhalt des Abschlusszeugnisses war.
Meine Sprachwahl bereue ich jedoch heute im Nachhinein nicht, da sich viele Fremdwörter durch Kenntnisse in der altgriechischen Sprache leichter herleiten lassen. Nichtsdestotrotz belegte ich in der neunten Klasse zusätzlich zur dritten Pflichtfremdsprache das Wahlfach Spanisch. Zum einen liebte ich Sprachen, zum anderen hatte ich in dieser Sprache schon beträchtliche Vor-

kenntnisse, da ich Verwandtschaft habe mit Spanisch als Muttersprache und insofern Spanisch im familiären Umfeld kein dunkles Dasein fristete.
Im Studium scheiterte der Abschluss eines sich über vier Semester ziehenden Chinesischkurses an meinen negativen Ausprägungen des Asperger-Syndroms.
Nachdem ich erst nach Umwegen von drei Semestern Lehramtsstudium mit Fachrichtung Geographie und paralleler Vorbereitung auf die Musikaufnahmeprüfung als zweites Lehrfach auf Jura umsattelte, nutzte ich die Phase der Semesterferien vor dem Beginn des Jurastudiums für einen vierwöchigen halbtägigen Chinesischkurs, der in der Folge sodann über vier Semester sechsstündig weiter angeboten wurde. Nach dem Intensivkurs von vier Wochen und einem Semester Chinesisch in der Weiterführung des Kurses war jedoch wie in der Vergangenheit bei den modernen Sprachen nunmehr für mich ein Punkt erreicht, bei dem die mündliche Beteiligung am Unterricht sich als diffizil gestaltete.
Die Antworten wurden nicht mehr kurz und bündig erwartet, sondern nahmen bereits Erzählform an. Dies war mir von der mentalen Belastung und von den Fähigkeiten nicht möglich, so dass ich den Kurs sua sponte vorzeitig zum Ende des ersten Semesters meines Jurastudiums beendete. Bei der Lehrkraft stieß dies zwar auf Unverständnis, da ich hervorragende schriftliche Leistungen bislang vorzuweisen hatte und bis zu dem Zeitpunkt, in welchem nur kurze Antworten zu geben waren, ich auch mündlich nicht negativ auffiel. Die Lehr-

kraft fragte mich nach dem Grund meines Ausscheidens aus dem Kurs. Hier musste ich, auch wenn ich Lügen nicht gutheiße und mir auch im eigenen Gebrauch zuwider sind, zu einer Notlüge greifen und zeitliche Gründe durch die hohe Belastung durch das Jurastudium vorschieben.

Diese Erlebnisse mit den modernen Fremdsprachen zeigen im Nachhinein für mich, dass mir mein Asperger innere Grenzen gesetzt hat, auch wenn ohne die mündliche Kommunikation in der fremden Sprache das Erlernen der Fremdsprache auf höherem Niveau mir problemlos intellektuell möglich gewesen wäre.

Bei Kenntnis der Diagnose und einem offenen Umgang damit wäre es retrospektiv etwa möglich gewesen, mich im Wesentlichen schriftlich in den Unterricht einzubringen.

Diese Beispiele mit dem Erlernen von modernen Fremdsprachen sollen daher aufzeigen, dass eine frühe Diagnose wichtig und hilfreich sein kann, die eigenen eingeschlagenen Wege oder geplanten Wege mit einem nur leicht bepackten Rucksack zu gehen und das Ziel auch zu erreichen.

8. Sportverein während der Schulzeit

Ich habe als Kind Ballsportarten geliebt. Jahrelang war ich in einem Badmintonverein und spielerisch dort auch erfolgreich. In den ersten Jahren war ich immer in Begleitung meiner Schwester, die auch Badminton spielte, ins Training gegangen. Insofern hatte ich mich anfangs im Gefolge meiner Schwester im Verein recht wohl gefühlt und war außerhalb des Spielfeldes in den Pausen nicht alleine. Auch hatte ich durch die Präsenz meiner Schwester immer theoretisch einen Spielpartner und musste mithin keine fremde Person fragen, ob diese ihre Bereitschaft erklärt, mit mir eine Partie zu spielen.

Als aus Zeitgründen die Trainingsbesuche meiner Schwester rarer wurden und sie irgendwann dem Training ganz fernblieb, suchte ich ohne eine Begleitperson das wöchentliche Training auf, da ich großen Gefallen an dieser Sportart hatte und ich den Badmintonsport weiterbetreiben wollte.

Allerdings wurde das Training für mich zunehmend zu einer seelischen Belastung, da ich in den Spielpausen oft abseits gesessen und keinen Zugang zur Kommunikation mit Vereinskameraden gefunden habe. Ein wohlbehagliches Gefühl stellte sich mithin nicht ein. Angenehm waren lediglich die Situationen in sportlicher Aktion auf dem Spielfeld, da dort die körperliche Ertüchtigung im Vordergrund stand und nicht die mündliche Kommunikation.

Geraume Zeit versuchte ich, den alleinigen Besuch des Trainings trotz dieser Erschwernisse beizubehalten. Irgendwann benutzte ich jedoch gegenüber meinen Eltern Ausreden dahingehend, dass ich mit den Hausaufgaben noch nicht fertig sei bzw. mit den Vorbereitungen für

anstehenden Klassenarbeiten, so dass ich den ein oder anderen Trainingstermin durch diese Notlüge ausfallen ließ, obwohl es mir von den zeitlichen Kapazitäten durchaus ohne Nachteile für die schulische Leistung möglich gewesen wäre, dem Training beizuwohnen.
Nach einer Weile des lediglich nur noch sporadischen Trainingsbesuchs gab ich aus vorgeschobener Kollision mit schulischen Verpflichtungen im Rahmen des häuslichen Lernens den Badmintonsport in der Schulzeit auf, um die seelische Schieflage nicht noch mehr zu verstärken durch anstrengende Situationen im Badmintontraining.
In der Magersuchtzeit hätte ich zudem auch kräftemäßig keine Sportart ausüben können, bei der die Arme eine Kraftentfaltung entwickeln müssen. In der Hochphase der Magersucht bestand die sportliche Aktivität daher ausschließlich in der Ausübung von Joggen und Radfahren auf dem Heimtrainer, soweit die Kräfte dies überhaupt noch zuließen.

9. Ballsportarten im Garten

Als Kind liebte ich jegliche Beschäftigung mit Bällen. Wenn ich zu Hause eine mentale Auszeit bei den Hausaufgaben gebraucht habe, begab ich mich in den Garten und übte diverse Sportarten unter Einsatz von Bällen im

Alleingang aus, auch wenn die Hauswand dadurch etwas in Mitleidenschaft gezogen wurde.
Zur Auswahl standen für mich Badminton gegen die Wand, Tennis gegen die Wand, Fußball gegen die Wand, Tischtennis mit hochgeklappter Tischtennisplatte oder Würfe mit dem Basketball in den Basketballkorb.
Meistens fiel die Wahl auf Tischtennis oder Basketball. Allerdings konnte ich Tischtennis, da das schnelle Schlagen der Bälle gegen die hochgeklappte Tischtennisplatte sehr lärmintensiv war, nicht gerade in der Mittagszeit ausüben, um die Nachbarschaft nicht in Unmut zu versetzen.
Mich selbst hat diese Art von Lärm nicht gestört, da die Schläge gleichmäßig monotone Laute produzierten und ich mein Gehirn in dieser Zeit auch nicht auf Ruhe erfordernde Denkarbeit ausgerichtet hatte.
Das gleichmäßige Schlagen von Bällen gegen eine Wand, insbesondere an der frischen Luft, war eine gute Möglichkeit, den Kopf etwas freizubekommen und mental abzuschalten, ohne gleichzeitig im vollständigen Stillstand zu verharren.

10. Kuscheltiere

Kuscheltiere nahmen und nehmen auch heute noch in meinem Leben eine besondere Rolle ein und sind treue Weggefährten für mich. Aufgrund dieser Importance widme ich diesen nicht menschlichen Wesen einige Zeilen.

Als Kind hatte ich einen Teddybär, dem ich durch Verstellung meiner Stimme eine eigene Stimme verlieh und meiner Mutter gegenüber in für mich schwierigen Gesprächssituationen diesen Teddybär als Sprachrohr fungieren ließ, um nicht selbst als „ich" in Erscheinung zu treten, sondern den Redebeitrag dem Teddybär zuordnen zu können. Dies waren Situationen, in denen nicht die sachliche Kommunikation durch reine Informationsweitergabe im Vordergrund stand, sondern Konstellationen, bei denen die Gefühlsebene tangiert war und mithin emotionale Themen im Raum standen.

Schon bei der Gratulation meiner Mutter zum Geburtstag war ich oft nicht in der Lage, selbst mit meiner natürlichen Stimme die Gratulation auszusprechen, sondern brachte die Glückwünsche über die Stimme und das Vorhalten meines Teddybärs zum Ausdruck.

Mein Teddybär hieß „Loveme" (ich sprach das als Lóffmie) aus, da er auf der Brust den Aufdruck „Love me" trug. Im Kleinkindalter erfolgte bereits die Namensgebung mit falscher Aussprache. Konkret sagte „Loveme" zu meiner Mutter sinngemäß: „Der Loveme gratuliert Dir ganz herzlich zum Geburtstag." Persönliche Worte wollten mir damals nicht über die Lippen kommen und sind auch heute aus meiner Kommunikation kaum aufzusaugen.

Wenn ich die Möglichkeit habe oder damals gehabt hätte, bei Einordnung der Schwierigkeiten auf schriftli-

chem Wege Emotionen oder persönliche Worte auszusprechen, wäre dies für mich eher möglich gewesen.
Auch ich als Aspie verfüge über Gefühle und Fähigkeiten zur Empathie. Nur ist es mir kaum möglich, diese durch Mimik und Gestik und durch spontane mündliche Worte dem Gegenüber zu zeigen. Gleiches gilt für Galanterien, welche – wenn in der Regel auch nur auf schriftlichem Wege – die jeweiligen Adressaten erreichen.
Heute hat „Loveme“ für mich lediglich eine symbolische Funktion in Erinnerung an die Vergangenheit, aber dennoch einen Platz im Wohnzimmer auf der Heimorgel gefunden. Nichtsdestotrotz ist mittlerweile ein anderes Kuscheltier, jedoch auch ein Teddybär, dem ich den Namen Raphael gegeben habe, sowie ein kleiner Esel namens Sebastian aus der Semo Mini Reihe mein treuer Begleiter im Bett bzw. auf dem Nachtisch und auf Reisen.
Diese Kuscheltiere dienen wohl immer noch als haltgebende, wenn auch nicht lebendige Weggefährten.

11. Playmobil

Einen besonderen Stellenwert in meiner Kindheit nahm das Spielen mit Playmobilfiguren und Playmobilmaterial ein.
Ich verfügte über ein großes Sortiment an Figuren, denen ich durch Zuordnung eines Namens eine gewisse

Rolle als Menschenersatz gab. Innerhalb dieser Figurenmenge von ca. 40 - 50 Figuren bildete ich bestimmte Familien und ordnete jede Figur einer Familie zu. Teilweise unterschieden sich die Figuren nur durch eine Mütze oder einen Schal als Distinktionszeichen.

Meine Beschäftigung mit Playmobil bestand im Wesentlichen darin, dass ich gewisse Situationen bzw. eine bestimmte Kulisse aufbaute wie etwa das Verweilen am Urlaubsort durch Aufbau eines Campingwagens oder Spielplatzes. Nachdem die Playmobillandschaft entsprechend der geplanten Vorstellung errichtet war, folgte jedoch kein langes Spielen mit den Figuren, da der wahre Reiz für mich in dem Aufbau und der Planung bestand und nicht im Spielen von Situationen und dem Einsatz von den Figuren mit Sprechen.

Das strukturierte Vorgehen und die Planung, wo welches Playmobilteil am besten seinen Platz findet, bereitete mir Freude, weniger hingegen die Interaktion der Figuren. Die Figuren wurden lediglich platziert und bekamen eine Aufgabe, ohne dass ich mich länger mit einer Figur beschäftigt hätte.

Auf dem Speicher befinden sich heute noch die Figuren in einer Kiste, da ich mich aus Gründen der Reminiszenz von diesen nicht trennen möchte. Playmobil ist ein Teil meiner Kindheit.

Diesen Teil möchte ich nicht auslöschen, so dass die Figuren durch die theoretische Verfügbarkeit und die jederzeitige Möglichkeit, einer Betrachtung unterzogen zu werden, ihren Beitrag zum Erhalt meines eigenen Ichs leisten.

12. Forsthaus Falkenau

Forsthaus Falkenau! Eine Serie, die bei Erwähnung in mir schöne Kindheitserinnerungen evoziert. Der etwas älteren Generation dürfte diese Serie, die nach 25 Jahren Laufzeit im Jahr 2013 vom ZDF eingestellt wurde, bestimmt ein Begriff sein.

Irgendwann in den 90er Jahren startete das ZDF eine Wiederholung der bereits produzierten Folgen, so dass rein zufällig meine Familie und ich zugeschaltet haben und der Serie die Treue gehalten haben.

Eine Folge Forsthaus Falkenau anzusehen, war für mich wie ein Abtauchen in eine heile Parallelwelt, wie eine Therapie für die Seele bzw. das Aufstreichen einer Wund- und Heilsalbe auf mitgenommene bzw. strapazierte Haut.

Die ausgestrahlten Folgen habe ich in meiner Kindheits- und Jugendzeit mehrmals angeschaut und bereits die Vorfreude auf die jeweils kommende Sendung gab mir einen gewissen inneren Halt und Kraft für die Woche. So hatte ich 45 Minuten Seelenfrieden vor Augen, um die Strapazen vom Schulalltag wenigstens für diese Zeitspanne zu Hause in Vergessenheit geraten zu lassen.

Auch über das bloße Betrachten dieser Serie hinaus versank ich in diese Parallelwelt, indem ich jeden Schnipsel an Informationsmaterial, den ich über diese Serie erhalten konnte, sammelte.
Nicht nur von den Hauptdarstellern, sondern auch von Schauspielern, die lediglich in einer Episode einen Gastauftritt hatten, sammelte ich Autogramme und besorgte mir extra ein Buch, in welchem bekannte Schauspieler und ihre Agenturen gelistet waren, um einfach an die Autogramme heranzukommen. Es haben sich über die Jahre zahlreiche Autogramme akkumuliert.
Die Autogrammsammlung besitze ich heute immer noch. Zwar habe ich diese schon seit Jahren nicht mehr in Augenschein genommen. Allerdings möchte ich mich von diesen schönen Erinnerungen an meine Kindheits- bzw. Jugendzeit nicht trennen, so dass diese Sammlung auch in den nächsten Jahren ein Müllauto nicht von innen sehen wird.
Des Weiteren schrieb ich den Komponisten der Titelmusik zwecks Erweiterung meiner Autogrammsammlung an und erhielt sua sponte eine Kassette mit Musikstücken aus Forsthaus Falkenau zugesandt, obwohl die Anfrage nur auf Zusendung eines Autogramms lautete.
Da ich die Titelmusik im Vorspann durch das häufige Ansehen der Serie gut im Ohr hatte, spielte ich diese vom Gehör auf dem Klavier nach, um mich z.B. mental vorher auf die Serie einzustimmen.
Auch unsere Urlaubsplanung in der Familie war in der Vergangenheit an meiner damaligen Lieblingsserie

Forsthaus Falkenau ausgerichtet. So wählten wir einmal einen Urlaubsort aus, in dessen Nähe das Forsthaus in der Realität stand, um uns das Haus von außen einmal anzuschauen.
Zufällig hatten wir das Glück, dass gerade Dreharbeiten für die Serie stattfanden und sogar spontan noch Komparsen für diesen Drehtag gesucht wurden, so dass meine Schwester und ich die Möglichkeit ergriffen, als Komparse aus nächster Nähe an den Dreharbeiten teilnehmen zu können, auch wenn ich dafür ein Kleid anziehen musste, welches überhaupt nicht meinem Kleidungsgeschmack entsprochen hatte.

13. Tic-Störung

Meine Asperger-Diagnose wurde auf meinem Lebensweg begleitet durch andere Störungsbilder, die rückblickend zumindest naheliegend in Verknüpfung mit dem Asperger-Syndrom zu sehen sind.
Bereits in der frühen Kindheit war bei mir eine Tic-Störung zu erkennen, die sich darin zeigte, dass ich gewisse Fratzen mit meinem Gesicht zog, beispielsweise im Sinne von Zuckungen mit Augenzusammenpetzen und Hochziehen einer Gesichtshälfte bei geschlossenem Auge.
Nach außen hin waren diese merkwürdigen Gesichtszuckungen für Betrachter nicht angenehm anzuschauen, so

dass Mitschüler in herabsetzender Weise diese Gesichtszüge nachahmten, um mich, die ich mir die Tic-Störung nicht selbst ausgesucht habe, coram publico bloßzustellen und mich zu ärgern.
Mir war selbst bewusst, dass ich den Zuckungen unterliege und dass dies einen optischen Störfaktor für andere Personen darstellen kann. Allerdings konnte ich diese Zuckungen auf Knopfdruck nicht abschalten bzw. teilweise ist mir auch je nach Situation gar nicht gewahr gewesen, dass ich in diesem Moment mein Gesicht in normabweichendem Verhalten bewege.
Mit zunehmendem Alter sind diese Zuckungen deutlich besser geworden. Auch gelang es mir zu analysieren, in welchen Situationen die Gesichtsbewegungen einen starken und wann einen schwachen Ausprägungsgrad erreichen. Bei hochkonzentriertem Arbeiten ohne äußere Ablenkung und ohne intensive störende Reizeinströmung durch Geräusche erweckt das Gesicht vom Bewegungsgrad einen normalen Eindruck.
Auch wenn ich das Wort „normal" ungern in Verwendung bringe, da es viel zu unbestimmt ist, dient diese Wortwahl vorliegend einer pragmatischen Lösung, da im allgemeinen Sprachgebrauch Störungen häufig als nicht normal angesehen werden.
Allerdings ergeht gleichzeitig der Appell an die Leser, im täglichen Sprachgebrauch das Wort „normal" nicht ungeprüft über die Lippen gehen zu lassen bzw. nicht ohne Nachdenken diese Wortwahl in Schriftform zu gießen. Vornehmlich sollte der Sprecher bzw. Schreiber sich des

Wortes „anders" bedienen und mithin lediglich aufzeigen, dass der Träger bestimmter Verhaltensweisen sich in der Minorität befindet.
Bei Verwendung der Aussage, etwas sei nicht normal, ist beim Hören auf dem Beziehungsohr eine Deutung als abwertend nicht zwingend ausschließbar.

14. Magersucht und seelische Störungen

In meiner Jugendzeit kam es bei mir zu einer Essstörung, wobei in der Oberstufe der kritischste Punkt im Hinblick auf das Untergewicht erreicht war.
Die Magersucht zeigte sich bei mir durch Essensreduzierung, Essen bei Tisch verschwinden lassen und einem selektivem Essverhalten, etwa durch einen vollständigen Verzicht auf Süßigkeiten und der Präferenz von Obst und Gemüse und insgesamt wenig Fetten.
Bei einer Größe von 1,70 Metern betrug mein Gewicht bei Erreichen des Magersuchtgipfels lediglich ca. 43 kg.
Ein Körpergewicht außerhalb der Spektrums Unter- bzw. Übergewicht erreichte ich nach circa einem Jahr des Tiefpunktes, ohne dass jedoch die Ursachen der Essstörung in Bearbeitung gelangt waren.
Motivationsschub für die Gewichtszunahme war, dass ich von anderen Menschen auf mein geringes Gewicht in nicht gerade löblicher Weise angesprochen wurde und meine Eltern auch mir gegenüber kundtaten, dass

Bekannte sie auf mein skelettartiges Aussehen angesprochen hätten. Mit diesen Wahrnehmungen der Außenwelt im Sinne einer mir gegenüber indirekt ausgesprochenen Kritik an meinem äußeren Erscheinungsbild kam ich damals nicht zurecht.

Als der 50. Geburtstag meiner Mutter anstand und dieser in etwas größerem Rahmen in einem Restaurant gefeiert werden sollte, legte sich bei mir im Kopf ein Schalter um und ich begann, wenn auch nicht in gesunder Weise, viel zu essen (viele Süßigkeiten), um möglichst schnell bis zum Geburtstag ein Gewicht zu erreichen, bei dem ich nicht ganz wie ein Skelett auf dem Silbertablett in Erscheinung trete.

An dem besagten Geburtstag wollte ich zu Ehren meiner Mutter eine kurze Rede unter Einbeziehung von auf Kartonagen aufgeklebten Fotos halten und hätte damit bei weiterhin vorhandenem massivem Untergewicht meine Essstörung noch mehr ins Rampenlicht gestellt.

Ich habe mich quasi geschämt, dass ich so dünn bin und negative Blicke auf mich gezogen habe, konnte aber die Ursachen der Störung nicht benennen oder gar bearbeiten und hatte den Drang, nach außen hin als „normal" zu erscheinen. Ich wollte mithin nicht als „Strich in der Landschaft" diese Rede halten und ich wollte auch nicht von den Gästen auf mein Untergewicht angesprochen werden.

Allerdings schaffte ich bis zum Geburtstag auch unter deutlich erhöhter Kalorienzufuhr keine Gewichtszunah-

me in dem Sinne, dass sich äußerlich eine wesentliche Abweichung zum Vorzustand ergab.
Nach dem Geburtstag ging es dann gewichtsmäßig immer mehr aufwärts, zumal ich meiner Mutter nicht noch mehr Kummer bereiten wollte, da diese im Frühjahr 2001 eine schwere Operation hatte und mehrere Wochen im Krankenhaus verbrachte. In dieser Zeit habe ich zu Hause den Haushalt geführt und dies auch gern gemacht, so dass diese Tätigkeit mir einen zusätzlichen Motivationsschub gab, weiterhin einem erneuten Abdriften in ein Untergewicht durch Hungern entgegenzuwirken.
Ich war jedoch damals nicht in der Lage, diese Magersucht mit meinen Eltern zu bereden und bei ihnen um Hilfe anzuklopfen.
Begonnen haben die ersten Auswüchse der Magersucht, wie bereits dargelegt, in ihren Anfängen während des Schüleraustauschs.
Seit ich ca. 12 Jahre alt war, kam in der Regel einmal im Jahr meine spanische Austauschschülerin zu mir zu Besuch und von meiner Seite folgte in fast jedem Jahr auch ein Gegenbesuch in Spanien. Diese Gegenbesuche waren für mich quasi die Hölle, auch wenn die Gastfamilie sehr nett zu mir war und auch nichts dafür kann und sie mithin keine Schuld trifft, dass sich bei mir kein wohlbehagliches Gefühl eingestellt hat.
Die Besuche gestalteten sich nach dem ersten Besuch während der Schulzeit dann in der Regel derart, dass zunächst meine Austauschpartnerin in den Sommerferi-

en zwei Wochen zu mir kam und ich im Anschluss mit ihr für zwei Wochen nach Spanien geflogen bin.
Die Zeit der Schulferien wurde bewusst gewählt, um mehr Zeit zu haben und das Mädchen mit in den Familienurlaub zu nehmen und ihm mithin etwas von Deutschland zeigen zu können.
Da zur gleichen Zeit immer die Austauschschülerin von meiner Schwester anwesend war, war für mich im Vierergespann die Kommunikation, zumal mit meiner Schwester und meinen Eltern als vertraute Personen im Umfeld, gut möglich.
Beim Gegenbesuch in Madrid habe ich fast die gesamten zwei Wochen nichts bzw. kaum gesprochen. Die Kommunikation beschränkte sich auf kurze Antworten auf Fragen, bzw. ich stellte eine Frage zum geplanten Tagesablauf. Innerlich habe ich mich dort unwohl gefühlt und wollte auch nie dorthin.
Der Besuch bereitete mir schon Wochen vorher Probleme, wenn ich daran dachte. Ich habe dort die Tage und Stunden gezählt, bis ich endlich wieder nach Hause konnte, da ich mich allein in fremder Umgebung hilflos wie ein Fisch auf dem Trockenen fühlte.
Die durch das weniger essen erlangte Gewichtsabnahme wurde zu Hause nicht durch ein Mehr an Kalorienaufnahme ausgeglichen.
Retrospektiv betrachtet kam es zu dieser Magersucht, die dann während des Austauschs lediglich ihre ersten Flammen des innerlichen Feuerherdes zeigte, da ich mich in der Schule unwohl, ausgegrenzt, nicht richtig

akzeptiert fühlte, keine wirklichen Freunde hatte und gleichzeitig dieses „Doppelleben“ führte, nämlich zu Hause vorzuspielen, dass in der Schule alles in Ordnung sei, obwohl ich mich in der Schule überhaupt nicht wohl gefühlt habe.

Es hat mir immer einen Stich ins Herz versetzt, wenn z.B. alle anderen Mitschülerinnen zum Geburtstag von einer Mitschülerin eingeladen worden sind und nur ich nicht, auch wenn ich bei der Gruppenveranstaltung eigentlich aufgrund des hohen Stresspegels gar nicht zugegen sein wollte und sich für mich voraussichtlich dort kein Gefühl des Wohlbehagens eingestellt hätte.

Zu Hause habe ich ausbleibende Geburtstagseinladungen auf Nachfrage damit zu erklären versucht, dass die anderen ihren Geburtstag nicht groß feiern würden.

Meine Eltern waren in dieser Zeit meiner Magersucht wohl eher etwas hilflos gewesen und haben vermutlich nicht erkannt, dass das kein Tick war mit dem Ziel einfach nur dünn sein zu wollen, sondern dass es eigentlich ein innerer Hilfeschrei bezüglich der aufgestauten Schwierigkeiten – bedingt durch das Asperger-Syndrom – war.

Ich mache meinen Eltern jedoch keine Vorwürfe, da es an mir gelegen hätte, wenn nicht mündlich, dann auf schriftlichem Wege mich mit meinen Schwierigkeiten zu offenbaren.

Erschwerend für mich kam in der Magersuchtzeit hinzu, dass bei meiner Oma Brustkrebs diagnostiziert wurde und der Krebs schon in einem sehr fortgeschrittenen

Stadium war. Es war folglich absehbar, dass meine Oma ab dem Zeitpunkt der Diagnose nur noch wenige Monate kostbare Lebenszeit zur Verfügung hatte.
Zur gleichen Zeit lag auch mein Opa im Krankenhaus und ist dort verstorben.
Meine Mutter hatte in den letzten Monaten des Lebens meiner Oma diese gepflegt, so dass meine Mutter in dieser Zeit verständlicher Weise weniger zeitliche Kapazitäten für mich hatte und sich nicht zerreißen konnte, zumal ich ja schon auf die Volljährigkeit zuging.
Hinzu kam, dass sie von den Problemen in der Schule keine Kenntnis hatte und dies daher gar nicht in ihre Entscheidung der Zeitaufteilung einstellen konnte.

In dieser schweren Zeit habe ich versucht, mir Punkte zu suchen, die mir Halt und Kraft gaben.
So habe ich in dieser Phase meines Lebens sehr viel Kirchenorgel gespielt und hatte in der 13. Jahrgangsstufe auch die von der Kirche angebotene Ausbildung zum C-Kirchenmusiker für Orgel und Chorleitung erfolgreich abgeschlossen. Diese Ausbildung hatte ich damals als Ziel vor Augen, da ich neben der Schule für mein seelisches Gleichgewicht irgendeine Aufgabe, einen Halt im Sinne einer Selbstbestätigung gebraucht habe.
Von der Magersucht bin ich immer noch nicht vollständig geheilt, da eine innere Souffleuse als Kontrollorgan weiterhin im Kopf das Regiment führt, wenn auch mittlerweile in schwächerer Form.

Während des Studiums mündete die Essstörung in ein übermäßiges Essen auch im Sinne von Nahrungszufuhr aus Frust oder Belohnung, wobei ich die Gewichtszunahme durch übermäßigen Sport zu kompensieren versuchte, auch bis hin zum Marathonlauf, den ich zweimal im Rahmen angebotener Städteläufe in Deutschland absolvierte. Wie auch die Rede am Geburtstag meiner Mutter war der Traum vom Marathonlauf ein Ziel, das eine gewisse haltgebende Struktur gab und mithin der Kopf mir sagte, für den Lauf darf ich weder zu dünn noch zu dick sein, um gut ins Ziel zu kommen. Außerdem nagte der Ehrgeiz an mir, sportlich die Grenzen auszuloten.

Mein Selbstwertgefühl war durch die gefühlte Ausgrenzung und der vollständigen Isolation während des Studiums sehr tief gesunken, so dass auch depressive Verstimmung und Panikattacken integraler Bestandteil meines Lebensweges gewesen sind und im Nachhinein als Begleitschwierigkeiten meines Asperger-Syndroms anzusehen sind.

Seit Ende des Jurastudiums bis kurz nach dem zweiten Staatsexamen und sodann wieder nunmehr seit ein bis zwei Jahren nehme ich regelmäßig ein Antidepressivum vom Typ der selektiven Serotonin-Wiederaufnahmehemmer ein, auch um einem abrupten Abrutsch in depressive Episoden und Panikattacken vorzubeugen und den Antrieb zu halten bzw. zu steigern, zumal ich diese Medikation bislang ohne Nebenwirkungen immer gut vertragen habe.

15. Schweigekloster – Studium

Rückblickend betrachte ich, auch wenn diese Zeit von den meisten Freiheiten geprägt war und nicht wie in der Schule vorgegebene starre Strukturen den Tagesablauf vorgaben, den Lebensabschnitt Studium als die schwierigste Phase meines Lebens.

Hintergrund dieser Einordnung ist, dass in dieser Zeit meine größten Tiefpunkte und Krisen als Wegmarken vorhanden waren.

Nach der Schule hatte ich zwar den Drang mich vom Elternhaus abzunabeln, wohl auch um mir gegenüber die Beweisführung anzutreten, dass ich alleine das Leben meistern kann und mit meinem doch noch kontrollierten und manchmal sogar unkontrollierten Essverhalten unbeobachtet zu sein, auch wenn mein Körper zu Beginn des Studiums gegen kein Unter- oder Übergewicht anzukämpfen hatte.

Dieser Freiheitsdrang mündete jedoch darin, dass ich in den letzten Zügen des Studiums wieder in den Schoß des Elternhauses zurückkehrte, nicht etwa um mich im Hotel Mama verwöhnen zu lassen, sondern um dort aufgefangen zu werden und wieder in das Leben hineinzufinden.

In meiner Gedankenwelt verbuchte ich damals diese Heimkehr in die beschützende Umgebung der familiären Anbindung als Rückschritt und Eingestehen einer Unfähigkeit, auf eigenen Füßen stehen zu können.

Heute stehe ich zu dieser Entscheidung und sehe es als Ausdruck innerer Stärke in dem Sinne, dass ich mich im Stande sehe, bei wirklicher Notwendigkeit die Notruftaste zu betätigen.
Bildlich gesprochen kann man sich mein Leben während des Studiums mit einem Aufenthalt in einem Schweigekloster vorstellen. Ich kam mir manchmal vor, als würde ich das Sprechen verlernen bzw. meine Stimmmuskeln in völliger Erschlaffung ein Dasein fristen.
Die einzige Ansprache hatte ich in Telefonaten mit meinen Eltern oder meiner Schwester bzw. gelegentlichen Besuchen durch meine Eltern und Schwester.
Durch die Entfernung zu meinem frei gewählten Studienort von anfangs ca. 300 km zum Elternhaus war jedoch ein solcher Besuch etwa nur einmal pro Semester die Regel. Die Anfahrt verkürzte sich für meine Eltern erst durch einen Wechsel des Studienortes zur Mitte des Studiums auf die Hälfte der Fahrzeit.
Zu den Kommilitonen fand ich keinen Zugang und schaffte es nicht, initiativ mir fremde Personen in der Vorlesung anzusprechen und so einen Kontakt zu knüpfen. Partys waren nicht mein Metier, so dass ich anfangs Hoffnung schöpfte, beim Unisport ein kleines soziales Umfeld aufzubauen.
Da ich in der Kindheit und Jugendzeit bereits lange Jahre Badminton gespielt hatte, fiel meine Wahl auf diese Sportart. Allerdings war dieser Versuch nicht von Erfolg gekrönt, da ich kaum in der Lage war, einen Spielpartner anzusprechen, zumal die anderen Studierenden in

der Regel schon mit Spielpartner ins Training kamen und es auch selten jemand in meiner Spielstärke gab.
Nachdem auch der Besuch von Vorlesungen mit dem ganzen Massenauflauf von Menschen, dem langen Zuhören, einem hohen Lärmpegel vor und nach den Vorlesungen mir zu anstrengend wurde, blieb ich den Vorlesungen irgendwann fern und eignete mir bis auf die Teilnahme an bestimmten Übungen den Stoff selbst an und besuchte, was im Jura Studium oft Usus ist, die letzten zwei Semester vor dem ersten Staatsexamen ein privates Repetitorium.
Die Lehrkräfte in diesem Repetitorium verstanden es, den Stoff konzentriert auf das Wesentliche mit guter Didaktik zu vermitteln, so dass ich trotz der großen Anstrengung, die dieser Gruppenkurs mit auch spontanem Aufrufen zum Antworten für mich bedeutete, diesen – auch meinem ehrgeizigen Charakter geschuldet – durchzog.
Allerdings begannen in dieser Phase bereits die ersten Panikattacken in mir aufzukeimen, wenn ich beispielsweise die Wohnung verließ, so dass ich, nachdem meine Kurstage zum Glück nur jeweils am Montag, Dienstag und Mittwoch waren, mittwochs nachmittags mich in den Zug setzte und temporär Zuflucht in meinem Elternhaus bis zum Sonntag suchte.
Das häusliche Umfeld und die Ansprache mit meinen Eltern sowie der Ansporn des erfolgreichen Abschlusses des Studiums gaben mir die Kraft, nach acht Semestern das erste Staatsexamen zu schreiben.

Den Übergang aus meiner totalen Abschottung während des Studiums mit Psychotherapie, Panikattacken, Einnahme von Antidepressiva und Aufenthalt in einer psychosomatischen Klinik schaffte ich durch die mir zuteil gewordene familiäre Unterstützung nach Rückkehr in mein Elternhaus und dem sodann zeitnah folgenden Eintreten meines jetzigen Ehemanns in mein Leben.

Mein Ehemann und ich lernten uns im Referendariat kennen und er fragte mich nach den ersten Tagen des Referendariats, ob wir beide nicht zusammen eine Lerngruppe bilden könnten.

Ich bin zwar dem gemeinsamen Lernen gegenüber grundsätzlich abgeneigt und vom Effekt und vom Naturell her lerne ich lieber alleine und habe gerne selbst die Kontrolle über meinen Lernprozess, dennoch gab ich mein Placet, um einen sozialen Kontakt knüpfen zu können. Auch wenn der nach einer kurzen Kennenlernphase folgende Schritt in eine Partnerschaft für mich nicht leicht war und der Kopf sich stark in die Entscheidung einfand, ob ich das Wagnis und das für mich unbekannte Terrain einer partnerschaftlichen Beziehung eingehen soll, ist dieser von mir gegangene Weg in eine traute Zweisamkeit das Beste, was mir im Leben passieren konnte.

16. Studium – Rückblick auf die Fehldiagnose der sozialen Phobie

Nach Kenntnis der Asperger-Diagnose unterzog ich mein bisheriges Leben einer rückblickenden Gesamtbetrachtung – auch unter dem Blickwinkel, welche Begebenheiten als Indiz hätten gelten können, dass das Etikett der sozialen Phobie auf mich nicht zutrifft.

Während meines Studiums machte ich gelegentlich einfach aus Spaß und zur Erweiterung des Erfahrungshorizonts Straßenmusik unter Verwendung eines meiner Instrumente, die ich gelernt habe. So stellte ich mich an meinem Studienort auf den Domplatz und blies coram publico fleißig in mein Alt-Saxophon.

Auch bereitete es mir keine erheblichen Schwierigkeiten im Sinne auftretender Angst usw. in der Schule Referate zu halten, da dies ein sachlich strukturierter Vortrag war, der nicht ad hoc, sondern unter Vorbereitung an die Rezipienten gelangte.

Erstmals wurde die Diagnose der sozialen Phobie bei mir während der Examensphase meines Jurastudiums gestellt.

Meine ärztliche Psychotherapeutin riet mir während der ambulanten Behandlung dringend einen stationären Aufenthalt in einer Fachklinik an, da ich nur in Gruppensituationen lernen könnte, meine vermeintlichen Ängste vor Menschen abzulegen.

Anfangs sträubte ich mich vehement gegen diesen Vorschlag. Allerdings nahmen kurz vor dem mündlichen

Examen bei mir Panikattacken und depressive Phasen zu. Den Grund sehe ich im Nachhinein u.a. auch in der damaligen Sorge, in der mündlichen Prüfung nicht in der Lage zu sein, verbal kompetent die Prüfung zu meistern, da in der Vergangenheit in der Schule mündliche Leistungen deutlich schlechter ausfielen als das schriftliche Pendant.
Unter dem Einfluss der Einnahme von Psychopharmaka einige Tage vor der Prüfung schaffte ich es, der mündlichen Prüfung ins Antlitz zu sehen. Zur Notenverbesserung nach bereits bestandenem Examen, was bei einem Jurastudium möglich ist, meldete ich mich für den sogenannten Verbesserungsversuch an und erreichte dann auch das von mir als Ziel vor Augen genommene Prädikatsexamen.

17. Psychosomatische Klinik

Es folgte sodann in der Woche nach diesem zweiten Anlauf des schriftlichen Examens der Antritt in der psychosomatischen Klinik.
Nach einer Woche brach ich den Aufenthalt eigenmächtig ab, da ich mich in der Klinik völlig fehl am Platz und missverstanden fühlte.
Ich sah damals u.a. keinen Sinn darin, weshalb ich an der Kunsttherapie teilnehmen sollte. In der Kunsttherapie malte ich über den Zeitraum von ca. 90 Minuten

ein Schachbrett, also im Wechsel ein schwarzes Feld und ließ dann ein Feld frei usw. Das war wohl eine innere Protestaktion.
Im Nachhinein sehe ich dieses gewählte Motiv auch als Ausfluss des strukturellen Vorgehens in meinem Kopf und schreibe das Schachmotiv dem Fehlen meiner Möglichkeiten zu, etwa durch Farbe und bildliche Gestaltung Gefühle zum Ausdruck zu bringen oder das Innenleben durch Zeichnen hervorzubringen.
Meine innere Einstellung war damals geprägt davon, dass ich ein Kommunikationsproblem habe. Wie soll mir Malen dabei helfen?
Ich lief auch innerlich Amok gegen die vorgegebene Struktur und mithin den oktroyierten Tagesablauf. Es entspricht meiner Wesensart, dass ich selbst über mich bestimmen möchte und mir den Tagesablauf nicht vorschreiben lassen möchte.
Insofern konnte ich mich nicht in die Klinikstruktur adaptieren, zumal es in der engen Taktung des Therapieplans kaum eine Rückzugsmöglichkeit gab, soweit man bei einem Zweibettzimmer von einem Rückzugsraum überhaupt sprechen kann.
Im Vorfeld war zwar von einem Einzelzimmer für mich die Rede, sonst hätte ich mich auf den Versuch des Klinikaufenthaltes nicht eingelassen, aber plötzlich war vor Ort die Station so stark belegt, dass mir die Offerte eines Einzelzimmers nicht unterbreitet wurde und ich meinen heiß geliebten Schlaf unter dem Schnarchen meiner Zimmerpartnerin vollziehen musste.

Das Fass zum Überlaufen brachte eine Äußerung einer Psychotherapeutin in der Klinik im Rahmen meiner Einzeltherapie. Sie sagte mir auf den Kopf zu, dass ich das Referendariat nie schaffen würde. Dies weckte in mir einen Kampfgeist und bestärkte mich in meiner Annahme, dass ich in der Klinik fehl am Platz sei.
Die Wellen und Wogen auf dem Boot „Psychosomatische Klinik" waren für mich an diesem Punkt so hoch, dass ich am Ende der ersten Woche meine „Schwimmweste" nahm und mich auf vertrautes Terrain an Land begab.
So packte ich am Ende der ersten Woche wieder meinen Koffer und mein Vater holte mich am Wochenende ab.
Ich kehrte nach dem Klinikaufenthalt in mein Elternhaus zurück, da ich mich zum damaligen Zeitpunkt zum Alleinleben in meiner Wohnung am Studienort nicht in der Lage sah, sondern den familiären Halt und eine tägliche Ansprachemöglichkeit mit meinen Eltern als Zielpersonen benötigte. Insofern wütete der Abrissbagger an meinem Studienort und auch die ambulante psychotherapeutische Behandlung war davon betroffen.
Es kam mithin zum unfreiwilligen Abbruch der ambulanten Therapie, da ich wunschgemäß einige Monate später mein Referendariat am Wohnort meiner Eltern begann und ein Pendeln zur Therapie mit knapp zweistündiger Anfahrt mir zeitlich als zu kräftezehrend in der Abwägung von Aufwand und Nutzen erschien.

18. Urlaub im Kloster

Ich unterzog mich in der Zeit bis zum Beginn des Rechtsreferendariats in einem zweiten Anlauf freiwillig einer anders gelagerten längeren Gruppensituation, indem ich eine Woche in einem Kloster zum Mitleben in Stühlingen im Südschwarzwald verbrachte.

Es handelt sich hierbei um ein Kapuzinerkloster, welches zum damaligen Zeitpunkt die Möglichkeit für Gäste bot, eine Woche lang für einen geringen pekuniären Beitrag am Klosteralltag teilzunehmen.

Neben mir waren weitere Gäste anwesend. Es gab eine feste Wochenstruktur mit Arbeitsphasen (u.a. Gartenarbeit, Kochen, Wäsche, Putzen), Bibelgesprächen, Zeit zur freien Verfügung, Gebetsphasen und einem Schweigetag mit ausgefallenem, gemeinsamem Mittagessen am Freitag.

Meine Intention war auszuprobieren, ob ich mich in einer anderen Gruppensituation als in der Klinik besser einfügen konnte bzw. ich in dem Gefüge einer zufällig zusammengewürfelten Ansammlung von Personen das Durchleben des Tages als Genuss empfinden könnte.

Auch dieser Versuch verlief jedoch im Sand und die Erinnerungen an diese Zeit sind nicht von einer strahlenden Sonne beschienen.

Zwar gab es im Kloster schon allein durch ein Einzelzimmer deutlich mehr Rückzugsmöglichkeiten als in der Klinik. Allerdings gelang es mir nicht, Kontakte mit den Mitmenschen zu knüpfen und mit diesen länger ins Ge-

spräch zu kommen, so dass Unwohlsein die Großwetterlage bestimmte.
Da ich eine Kämpfernatur bin, stand ich diese Woche bis zu ihrem Ende durch, auch wenn ich mit den Tränen kämpfte, begleitet von den Überlegungen, was mit mir nicht stimmt und weshalb ich nahezu stumm wie ein Fisch die Woche durchlaufe.
Im Kopf war alles wie ein Puzzle, bei dem irgendwie noch Teile fehlen und erst beim Ersatzteilservice bestellt werden müssen, damit bei richtigem Platzieren der fehlenden Teile ein Gesamtbild entsteht.

19. Die Suche nach einer Arbeitsstelle – Eine Reise durch Deutschland

Obwohl ich mit Prädikatsexamen sowohl im ersten als auch im zweiten Staatsexamen an sich von den Noten her sehr gute Chancen auf eine Beschäftigung als Juristin hatte, gestaltete sich der Weg zu einer Einstellung als steinig und schwer.
Sehr zeitnah nach Abschicken der Bewerbungen wurde ich über ganz Deutschland verteilt, teilweise sogar schon vor Ablegen der mündlichen Prüfung, zu Vorstellungsgesprächen eingeladen.
Durch meine Schwierigkeiten in der Kommunikation konnte ich in den Vorstellungsgesprächen jedoch nicht

überzeugen. Teilweise waren auch spontane Rollenspiele gefordert, die ich nicht zu meistern verstand.
Es hagelte daher an Absagen. Lediglich in einem Bundesland, in dem ich noch heute wohne und arbeite, gelang es mir, eine Einstellung zu erreichen, zumal dort kein Rollenspiel im Vorstellungsgespräch gefordert war, sondern mehr die einzelnen Stärken im Vordergrund standen und vom Bewerber zu benennen waren.
Da ich ein sehr hohes Arbeitstempo habe, mich sehr gut in juristische Probleme einarbeiten und vertiefen kann und schnell praktikable und sachgerechte Lösungen finden kann, waren dies gute Voraussetzungen für meine künftige Tätigkeit.
Die Myriaden an Vorstellungsgesprächen hatten jedoch den Vorteil, dass mein Mann und ich sehr vielen Städten in Deutschland eine Visitation abstatten durften und somit unseren Horizont durch Städtereisen erweitert haben, auch wenn bei der Vorstellung auf eine Stelle in Erfurt zum Zeitpunkt der Ankunft dort im Dezember 2010 mit Temperaturen unter minus 10 Grad die äußerlichen Rahmenbedingungen sehr erschwerend waren.
Auch fanden einige dieser anlassbezogenen Reisen während der Adventszeit statt, so dass wir eine Vielfalt an Weihnachtsmärkten – vergleichend von der Atmosphäre her – auf uns einströmen lassen konnten.

20. Asperger – ein Ausschlusskriterium für eine Adoption

Mein Mann und ich hatten uns im Jahr 2015 beim für uns örtlich zuständigen Jugendamt für eine Inlandsadoption beworben.

Nach einem Jahr eines aufwendigen Überprüfungsverfahrens – u.a. mit mehreren Gesprächen, Sichtung des häuslichen Umfelds, einem Seminar und Abgabe eines Lebensberichts sowie einer gesundheitlichen Unbedenklichkeitsbescheinigung – wurden wir als dem Grunde nach geeignete Adoptionsbewerber gelistet und mithin landete ein positiver Bescheid in unserem Briefkasten.

Allerdings gab man uns in den Vorgesprächen durch die Blume zu erkennen, dass wir nicht die lang ersehnten Wunschkandidaten auf der Liste sind. Da ich kein Verfechter einer Lügenmentalität bin, habe ich von Anfang an mit offenen Karten gespielt und meine Defizite und die therapeutische Vergangenheit zumindest konturiert offenbart.

Auch den Hintergrund unserer eigenen ungewollten Kinderlosigkeit ließ ich nicht im Verborgenen und schon da kristallisierten wir uns als Bewerber heraus, die das Jugendamt vor neue Herausforderungen stellte.

Unsere Motivation für eine Adoption war ein Novum im Reigen der beim Jugendamt bereits aus eigener Erfahrung heraus bekannten Beweggründe für das Aufsuchen einer Adoptionsstelle.

Unsere Kinderlosigkeit wurzelt darin, dass ich – im Nachhinein sehe ich dies als Ausfluss des Asperger-

Syndroms – eine derart gefestigte Schwangerschafts- bzw. Geburtsangst habe, die mir eine eigene Schwangerschaft von der Psyche her unmöglich macht.
Aufgrund dieser unermesslichen Angst hat der Wunsch nach einem eigenen Kind hinter dieser Mauer der Angst keine Chance, die Schwelle zur Realität zu erreichen.
Die Kontrolle über den eigenen Körper, die Unberechenbarkeit einer Schwangerschaft, die fehlende Planbarkeit jedes Moments der Schwangerschaft, das Legen des eigenen Körpers und mithin meiner Person in die Hände der Ärzte unter gegebenenfalls völligem Verlust der eigenen Kontrolle in der Situation der Geburt – all dies sind Grenzen, die ich mich – trotz meines Ehrgeizes und meiner Nichtaufgebenmentalität – außer Stande sehe zu überschreiten.
Ich bin in meinem Leben oft über Grenzen gegangen und habe versucht Grenzen auszuloten und mir hohe Ziele gesetzt, was z.B. auch darin mündete, dass ich zweimal zu Beginn meiner Zeit des Studiums an einem Marathonlauf teilnahm.
Mein Mann wusste gleich zu Anfang unserer Beziehung von dieser spezifischen Schwangerschafts-/Geburtsangst, was für ihn aber kein Problem bzw. kein Hindernis für das Eingehen einer partnerschaftlichen Beziehung mit mir darstellte.
Diese stark ausgeprägte Angst führte lange Zeit dazu, dass mein Selbstwertgefühl erheblich darunter zu leiden hatte. Ich belastete mein Gemüt mit dem Vorwurf, dass ich aufgrund mentaler Schwäche mich außer Stande

sehe, diese innere Barriere zu durchbrechen, um zu können, was für andere Frauen von Natur aus selbstverständlich ist.

Insofern war der Kreis der Personen, die um unseren Adoptionswunsch wussten, hinsichtlich der wahren Geschichte der eigenen Kinderlosigkeit mit wenigen Ausnahmen nicht in Kenntnis gesetzt.

Um für mich selbst eine innere akzeptablere Rechtfertigung zu haben, keine eigenen Kinder bekommen zu können, ließ ich bei meinem Gynäkologen meine Fruchtbarkeit untersuchen. Das Ergebnis lautete dahingehend, dass es auf natürliche Weise wohl schwierig werden könnte mit einem eigenen Kind. Ich vermute, dass gegebenenfalls meine Magersucht in der Adoleszenz mit einem Ausbleiben der Regelblutung über einen Zeitraum von knapp zwei Jahren einen erheblichen Beitrag dazu geleistet hat.

Da im Rahmen des Überprüfungsverfahrens der Eignung von Adoptionsbewerbern auch ein ärztlicher Nachweis über die gesundheitliche Eignung vorzulegen war und wesentliche Änderungen stets auch nach der festgestellten Eignung mitzuteilen sind, legte ich im Jahr 2020 – also einige Zeit nach Kenntnis der Asperger-Diagnose – diese gegenüber dem Jugendamt in einer schriftlichen Mitteilung offen.

Nach dieser übermittelten Information kam einige Tage später ein Brief vom Jugendamt, dass unsere Bewerbung aufgrund dieser Diagnose nicht mehr berücksichtigt

werden könne und uns daher nahe gelegt werde, unsere Bewerbung von selbst zurückzuziehen.
Dem kamen wir nach und zogen unsere Bewerbung zurück.
Stigmatisierend empfand ich, dass ein Aspie pauschal und ohne nähere Überprüfung, in welchem Bereich gerade aspergerspezifische Defizite bestehen, als ungeeignet für eine Adoption eines Säuglings angesehen wird. Insbesondere war ich ja noch derselbe Mensch wie bei der anfänglichen Überprüfung der Eignung. Die Schwierigkeiten und Verhaltensauffälligkeiten hatten lediglich einen Namen bekommen.
Dies zeigt, wie wenig bekannt das Asperger-Syndrom in der Gesellschaft doch ist, denn im Spektrum der Aspies gibt es solche, bei denen die Schwierigkeiten sehr stark ausgeprägt sind und solche, die sich verhältnismäßig gut in der Nichtaspie-Welt zurechtfinden.
Dieses Beispiel unserer gescheiterten Adoptionsbemühungen soll zeigen, dass in der Gesellschaft der Mensch nicht davor gefeit ist, anhand einer Diagnose in eine Schublade gesteckt zu werden, ohne dass die Gesellschaft sich die Mühe zu macht, den Mensch besser kennenzulernen.
Jeder Mensch ist es jedoch wert, nicht in einer Schublade verweilen zu müssen, sondern an den Sonnenstrahlen des Tageslichts teilzuhaben.

21. Ohrstöpsel

Ohrstöpsel sind mittlerweile täglich in greifbarer Nähe für mich vorhanden, um bei erhöhter geräuschbedingter Unruhe in der Umwelt die Ohren vor einer akustischen Folter zu bewahren.

Erst durch die Kenntnis der Diagnose Asperger erwarb ich mir auf mein Ohr maßangefertigte Ohrstöpsel, da ich erst zu diesem Zeitpunkt eine gewisse Geräuschempfindlichkeit mit der Möglichkeit einer Abhilfe einzuordnen wusste.

Seitdem ich mich auch nachts equipiert mit den Stöpseln im Ohr dem Schlaf hingebe, schlafe ich zumindest etwas besser ein, da die Gegenwart schon von leisen Geräuschen beim Einschlafen einen großen Störfaktor bedeutet. Die speziell auf mein Ohr angepassten Stöpsel haben beim Schlafen den Vorteil, dass auch bei seitlichem Liegen auf dem Ohr kein unangenehmes Druckgefühl in diesem Sinnesorgan entsteht.

Allerdings sind die Ohrstöpsel noch kein Remedium dafür, dass ich allgemein an einem unruhigen Schlaf leide und viele Wachphasen durchlaufe, in denen das Gedankenkarussell sich ohne eine vor mir ausgesprochene Einladung einschaltet.

Tagsüber kann ich gewisse Geräusche eher ausblenden, insbesondere wenn diese monoton und gleichmäßig sind. Stimmengewirr oder Musik, die nicht rein instrumental erklingt, ist hingegen für ein konzentriertes geistiges Arbeiten nahezu unerträglich.

Schon als mein Mann und ich uns aufgrund defekter Heizung nach Alternativen umsehen mussten, schied eine Erzeugung von wohliger Wärme durch eine Wärmepumpe bereits aufgrund der produzierten Geräuschkulisse als Option aus, auch wenn wir prinzipiell klimafreundliche Varianten der Lebensführung zu unterstützen versuchen.

Der Nachteil des häufigen Gebrauchs der Ohrstöpsel ist jedoch, dass der HNO-Arzt zwecks Entfernung von Ohrenschmalz, welcher sich durch die Stöpsel in tiefere Gefilde im Ohr auf den Weg macht, öfter von mir aufgesucht wird, um mich von dem dämpfenden Gefühl im Ohr zu befreien.

Im Austausch mit meinem Mann vernehme ich oft, dass er Geräusche, die ich wahrnehme, erst nachdem ich ihn darauf aufmerksame mache, in seine Wahrnehmung aufnimmt.

Da durch Ohrstöpsel eine gute Abhilfe von lästigen Geräuschen möglich ist, sehe ich eine gewisse Empfindlichkeit von mir, was akustische Unruhen anbelangt, nicht als Schattenseite des Asperger-Syndroms, sondern eher als eine besondere, von mir geschätzte Gabe, ein feines Gehör zu haben und Dinge zu hören, die anderen eventuell entgehen. Ob mein sogenanntes absolutes Gehör und mithin die Gabe einen gehörten Ton genau bestimmen zu können (z.B. C, D, E, F, G usw.) als Ausfluss des Asperger-Syndroms zu sehen ist, kann wohl niemand 100prozentig einschätzen.

22. Wie geht es Dir? Wie war Deine Woche?

Wie geht es Dir? Wie war Deine Woche?
Dies sind Fragen, die in der Realität häufig als Eingangsfloskeln zur Begrüßung bzw. zum in Gang setzen einer kurzen Kommunikation im Sinne eines Smalltalks Eingang in den Gehörgang eines Gesprächspartners finden und sodann als Reaktion eine Antwort erwartet wird.
Ein Nichtaspie, so nenne ich jetzt einfach mal diese nicht als Asperger-Autisten geltenden Menschen, macht sich über solche gängigen Erkundigungsphrasen gewöhnlich keine Gedanken. Die Antwort entweicht ohne Überlegungen über die Lippen aus dem Mund und wird mithin intuitiv ohne Zögern ausgesprochen. Ein kraftaufwendiger Denkprozess ist nicht von Nöten.
Was macht mein Asperger aber aus solchen Nachfragen? Der Asperger versperrt den Weg zu einer spontanen Antwort und setzt stattdessen einen Denkprozess in Gang, der je nach Übung oder vorhandener erlernter Mechanismen in der Geschwindigkeit differieren kann, bis der Gesprächspartner Kunde von der Antwort erhält.
Diese Kopfarbeit kann man sich vorstellen wie einen inneren Übersetzer, der die Fragestellung erst decodiert und sodann sämtliche Übersetzungsmöglichkeiten dem Gehirn darlegt.
Nachdem der Übersetzer seine Aufgabe erledigt hat, muss ich im nächsten Schritt aus dem Sammelsurium der Interpretationsmöglichkeiten eine Auswahl treffen, für

die getroffene Auswahl Wörter finden, die richtige Dosierung der Aneinanderreihung von Wörtern wählen und dann eine in Form von einem oder mehreren Sätzen gebildete Antwort geben. Dass diese Abläufe in der Gesamtschau nicht in einer Sekunde ihre Erledigung finden können und kein entspannendes Promenieren am Strand sind, ist wohl selbsterklärend.
Folgende Denkleistung wird, um es anhand der Frage „Wie war Deine Woche?" zu exemplifizieren, im Kopf exekutiert:
Die Frage „Wie geht es Dir?" bzw. „Wie war Deine Woche?" ist mit einem „Wie" eingeleitet. Mithin wird als Antwort bei wörtlicher Interpretation ein Adjektiv erwartet im Sinne von gut, schlecht usw.
Der Lernprozess durch Beobachten von Mitmenschen besagt für mich aber, dass der Gesprächspartner in der Regel nicht nur mit einem Wort im Sinne eines Adjektivs akustisch bedient werden soll, sondern einige Sätze vom Erlebten aus der Woche seinem Ohr zu Gemüte geführt haben möchte.
Im Kopf ist jedoch zunächst zu klären, was unter dem Begriff der Woche zu verstehen ist. Wenn mir die Frage etwa an einem Freitag gestellt wird, ist zu eruieren, ob ich meiner Antwort den Zeitraum ab Montag zugrunde lege oder die Zeitspanne der letzten sieben Tage seit der Fragestellung und mithin ab dem Freitag in der Vorwoche.
In einem weiteren Schritt gilt es zu bedenken, wie viele Erlebnisse aus der für mich definierten Woche Eingang

in die Antwort finden sollen und sodann, in einem weiteren Schritt, aus welchem Bereich die Antwort entnommen werden soll (beruflicher Sektor, Freizeit, Gesundheit, Familie?).
Auch erfragt das Gehirn, ob nur besondere Erlebnisse herausgefiltert werden sollen oder auch alltäglich wiederkehrende Begebenheiten als potentielle Antwort dienen können.
Des Weiteren wird in den Denkprozess eingestellt, welchen Erfahrungshorizont der Adressat hat, mithin wie weit von der Tiefe der Antwortgebung her ausgeholt werden muss, um zum Verständnis des anderen eine Information zu übermitteln.
Dieses Beispiel soll veranschaulichen, dass die Beantwortung einer auf den ersten Blick banal erscheinenden Frage kein Spaziergang ist, sondern einer gedanklichen Marathonleistung gleichkommt.
In der Konsequenz ist eine geistige Erschöpfung schneller erreicht und der Geist braucht eine mentale Auszeit im Sinne einer Ruhepause ohne das Einfließen von weiteren Reizen.
Insofern bin ich als Asperger dankbar für jede Möglichkeit einer Ruheoase zum Durchlüften des Gehirns im Alltag, um dem Gedankenknäuel im Kopf eine Auszeit zu gönnen bzw. ohne weitere Reize das bisher durchdachte mentale Gut in einer ruhigen Phase zu reflektieren. Eine solche Auszeit kann jedoch auch darin bestehen, dass ich mich in eine Sache vertiefen kann, die ich alleine schriftlich ohne Zeitdruck erledigen kann und

mithin die Gedanken in Ruhe ohne äußere Einflüsse dahinplätschern lassen kann.

23. Offene / Geschlossene Fragen

Wer um diesen spezifischen Denkprozess eines Asperger-Autisten weiß, kann durch die Art der Fragestellung einen wesentlichen Beitrag dazu leisten, die Denkleistung einem Aspie zu erleichtern und – zum eigenen Vorteil – auch eine schnellere Antwort erwarten.
Eine offene Frage ist für einen Aspie ein Fluss ohne Ufer. Geschlossene Fragen, die den Korridor für eine Antwortoption einengen, bieten weniger Deutungsmöglichkeiten und forcieren, dass die Kommunikation sich als fließender gestaltet, auch wenn meistens der Nichtaspie die Holzscheite nachlegen muss, damit bildlich gesprochen das einmal im Ansatz gezündete Feuer nicht gänzlich erlischt.
Durch eine präzise Fragestellung fällt es jedenfalls mir deutlich leichter, überhaupt aktiver Teilnehmer einer kommunikativen Situation zu werden.
Ich ergreife selten die Initiative für ein Gespräch zu einem nicht berufsbezogenen Thema. Nach einer Frage, die mich erreicht, verbleibt es bei der Antwort oft ohne typische Reaktion mit einer Gegenfrage oder ohne Weiterführung des Gesprächs durch Eigeninitiative, sondern die Konversation endet mit der Kurzantwort.

Das vis à vis ist hingegen gefordert, neue Holzscheite ins Feuer zu legen.
Leider musste ich in meinem Aspie-Leben beobachten, dass in der Gesellschaft oft das Motto vorherrscht „Wenn man nicht spricht, wird man auch nicht angesprochen."

24. Ja-Nein-Fragen

Ja-Nein-Fragen sind zwar geeignet, einem Aspie eine schnelle Antwort zu ermöglichen. Wählt man eine wörtliche Auslegung von Ja/Nein-Fragen, besteht die Antwort lediglich in einem Wort. Der Denkprozess muss sich mithin nur damit befassen, ein Ja oder Nein in die Waagschale zu legen und dann zu entscheiden, welches der beiden Worte als Antwort dienen soll.
Allerdings kommt durch eine solche Frage nur schwer ein weiteres Gespräch in der Tiefe in Gang, da die Frage nur auf ja oder nein als Antwort und mithin eine minimale Kommunikation gemünzt war.
Selbst wenn mehrere Fragen in der Dauerschleife im Stil von Ja/Nein-Fragen gestellt werden, ist diese Art der Kommunikation für den Fragesteller mit Sicherheit ermüdend.
Ich nehme solche Fragen oft wörtlich und verbiete es dem Motor im Kopf, eine über die Fragestellung hinausgehende Antwort zu geben bzw. der Kopf müsste

erst einmal überlegen, was darüber hinaus der Fragesteller mit dieser Erkundigung bezweckt und welche weitergehende Rückäußerung er erwünscht.
Hier ist wieder der Vergleich mit dem uferlosen Fluss naheliegend.
Allerdings bieten sich solche Fragestellungen an, um überhaupt den Einstieg in die Kommunikation mit einem Aspie zu finden. Insbesondere, wenn dann der Aspie auch als Kontrapunkt mit einer gleichgelagerten Fragestellung aufwartet, ist schon einmal das erste Eis gebrochen und eine Kommunikation kann gegebenenfalls leichter in Gang gesetzt werden, als wenn das Gespräch mit einer offenen Frage eingeleitet worden wäre.

25. Kommunikation auf Sachebene

Gemessen am Vier-Ohren-Modell von Friedemann Schulz von Thun läuft meine Art und Weise der Kommunikation im Wesentlichen auf der Sachebene ab.
Dieses Modell besagt, dass eine Nachricht vom Empfänger auf vier verschiedenen Ebenen wahrgenommen wird, mithin dass der Rezipient auf vier möglichen Ohren die Äußerung hört.
Friedemann Schulz von Thun bedient sich folgender vier Seiten und mithin Ohren einer Botschaft:
- Beziehungsebene
- Appell

- Sachinhalt
- Selbstoffenbarung

Da ich ein Liebhaber von Eselsbrücken bin, habe ich mir, um diese Ebenen auswendig parat zu haben, aus dem Anfangsbuchstaben dieser vier Ohren ein Merkwort gebildet.
Dieses Merkwort lautet „Bass“.
Die Beziehungsebene wird hingegen von mir im täglichen Hören im Wesentlichen ausradiert und hat lediglich eine inferiore Stellung inne. Der Schwerpunkt meiner Kommunikation und meines Hörens liegt auf der Sachebene, so dass in der Schlussfolgerung meine Äußerungen auch eher dem Kreis der prägnanten Äußerungen zuzuordnen sind.
Weitschweifige Äußerungen sind bei mir im Raritätenmuseum zu suchen. Eine bündige, kurz auf den Punkt gebrachte Entäußerung ist in der Kommunikation dominant.
So war es mir etwa in meiner Schulzeit unproblematisch möglich, einer Schülerin aus einer tieferen Klassenstufe über mehrere Jahre Nachhilfe in Latein zu geben, da die sachliche Kommunikation den Schwerpunkt der Verständigung bildete. Es bestand in dieser Konstellation der Nachhilfe stets eine Vorgabe, etwas im Sinne von Hausaufgaben durchzugehen, Übungen usw., so dass die Suche nach Themen im Sinne etwa einer Kommunikation bei einem Treffen von Freundinnen im Café den Kopf nicht belastete.

26. Spezialinteressen

Aspies haben häufig Spezialinteressen. Wird die Kommunikation auf ein solches Spezialinteresse gelenkt, kann zumindest in meinem Fall ein Gespräch müheloser geführt werden. Allerdings ist nicht jeder Gesprächspartner in gleichem Maße enthusiasmiert, wenn er nicht gerade mein Spezialinteresse teilt.

Ich habe etwa ein Faible für die deutsche Sprache. So sammele ich schöne Wörter und Formulierungen, die ich zufällig beim Lesen wahrnehme und sodann in ein separates Büchlein übertrage und gelegentlich repetiere.

Auch nehme ich in humorvoller Weise Anstoß daran, wenn eine Formulierung zwar vom Gebrauch der deutschen Sprache her korrekt ist, aber nicht mit hundertprozentiger Genauigkeit die gewünschte Information betrifft.

Dies soll anhand einiger Beispiele illuminiert werden:

Sonn- und Feiertags geöffnet!

Eine Bäckerei mit angeschlossenem Café in einem Einkaufspark wirbt mit einem Schild an der Straße mit folgendem Hinweis: „Sonn- und Feiertags geöffnet".

Anzumerken ist, dass auf dem Schild keine Öffnungszeiten aufgedruckt sind. Bei wörtlicher Wahrnehmung würde der Hinweis bedeuten, dass die Bäckerei und das Café ausschließlich an Sonn- und Feiertagen geöffnet sind und werktags hingegen kein Kunde Einlass begehren kann.

Natürlich ist mir bewusst, dass eine solche Deutung nicht wirklich gemeint ist, sondern dass auf ein zusätzliches Angebot der Sonn- und Feiertagsöffnung neben der Öffnung an Werktagen hingewiesen werden soll.
Allerdings hätte die gewollte Lesart einfach durch den Hinweis auf eine tägliche Öffnung in Worte gefasst werden können, um der sprachlichen Ungenauigkeit Vorschub zu leisten.

Zu Risiken und Nebenwirkungen lesen Sie die Packungsbeilage und fragen Sie Ihren Arzt oder Apotheker.

Stein des Anstoßes für das Starten des Gedankenkarussells ist der auf dem Medikamentenbeipackzettel zu lesende Passus „Ihren Arzt oder Apotheker", konkret das Wort „Ihren".
Was ist, wenn jemand keinen Arzt oder keinen Apotheker hat, zu dem er habituell geht? Darf er dann zu jedem beliebigen Arzt oder Apotheker gehen oder verbleibt als ultima ratio das Selbstleseverfahren hinsichtlich des Beipackzettels, wenn Fragen zu Risiken und Nebenwirkungen virulent werden?
Es wäre ein Leichtes, die Formulierung dahingehend anzupassen, dass das Wort „Ihren" durch „einen" ersetzt wird. Dies erscheint logischer und bietet mehr Hilfemöglichkeiten für den Fall etwaiger Risiken und Nebenwirkungen.

Wir gehen einen Kaffee trinken!

Zwei Personen verabreden sich dahingehend, dass sie einen „Kaffee trinken gehen wollen" bzw. „sich auf einen Kaffee bzw. eine Tasse Kaffee verabreden".

Bei wörtlicher Interpretation wäre es den Beteiligten verwehrt, in der Lokalität ein anderes Getränk als einen Kaffee zu bestellen, da die Verabredung ja beinhaltete, dass eine Tasse Kaffee getrunken wird. Selbstverständlich ist jedoch mit dieser Standardfloskel auch gemeint, dass es jedem freisteht, ob überhaupt ein Getränk bestellt wird bzw. welches Getränk konsumiert wird.

Insofern wäre es geschickter zu formulieren, dass man sich in einer gewissen Örtlichkeit verabredet, z.B. fragt, ob man zusammen ins Café geht oder ob man sich mal wieder im Café treffen will.

Durchgehend warme Küche

Eine Gaststätte wirbt auf einem Hinweisschild bzw. auf der Speisekarte mit „Durchgehend warme Küche“.

Darf ein Gast nun erwarten, dass es während der gesamten Öffnungszeiten immer die Möglichkeit gibt, ein warmes Gericht zu erhalten?

Legt man die Formulierung wörtlich aus, ist lediglich die „Küche“ durchgehend warm, nicht jedoch die Gerichte, die in der Küche zubereitet werden.

Angebracht wäre daher eher ein Hinweis dahingehend, dass durchgehend warme Speisen zubereitet werden bzw. erhalten werden können.

27. Die drei Siebe des Sokrates – Kommunikation ist kein Fastfood

Kommunikation ist für mich nicht gleichzusetzen mit Fastfood. Der Nährwertgehalt der Worte muss stimmen. Für Kommunikation sollte man sich Zeit nehmen und sie nicht nebenbei erledigen. In meinem Denkfilter werden gewählte Redebeiträge mithin manchmal auch im übertragenen Sinne an den drei Sieben des Sokrates gemessen.

Dies bedeutet im übertragenen Sinne für mich, dass Redebeiträge, ehe sie eine Verlautbarung erfahren, allgemein einer Reflexion unterzogen werden sollten.

Worte können verletzen. Gerade Verbalinjurien können lange Nachwirkungen im negativen Sinne beim Empfänger haben, so dass Redebeiträge mit einer gewissen Behutsamkeit gewählt werden sollten.

Die folgenden sogenannten drei Siebe des Sokrates, in eigenen Worten dargelegt, sind dabei nicht sklavisch streng einzuhalten, sondern nur symbolisch gedacht für den allgemeinen Akt der Reflexion als Vorstufe zum Reden:

1. Das Sieb der Wahrheit: Ist das, was erzählt werden soll, wahr?
2. Das Sieb der Güte: Ist das, was erzählt werden soll, gut?
3. Das Sieb der Notwendigkeit: Ist das, was erzählt werden soll, notwendig?

28. Lesen

Lesen ist für mich eine Möglichkeit, mich kurzzeitig aus der Realität zu katapultieren und die Welt mit anderen Augen zu sehen.

Voraussetzung ist jedoch, dass die Vertiefung in das Buch eine längere Zeitspanne in Anspruch nehmen kann und es sich nicht um eine Lektüre zwischen Tür und Angel, etwa bei kurzer Zeit im Wartezimmer beim Arzt, handelt.

Meiner Lesetechnik ist es jedoch eigen, dass ich selten Wort für Wort lese und Passagen, die sich z.B. lediglich auf Naturbeschreibungen und sonstigen äußeren Umstände beziehen, die nicht maßgeblich zum Handlungsablauf beitragen, ausspare. Dies ist wohl dem Asperger-Syndrom geschuldet mit meiner Vorliebe für Sachlichkeit und Dinge auf den Punkt zu bringen unter Auslassung von Ausschmückungen.

Ich wähle auch keine Lektüre aus, die wenig Handlungsabläufe hat. Leider ist es bei mir oft so, dass ein Buch bereits nach einigen Seiten Anlesen nicht mein Interesse erobert und ich den Leseprozess in diesem Buch vorzeitig beende.

Auch wenn die Beschreibung auf dem Klappendeckel oftmals interessant ist, kann ich, wenn die Handlungsabläufe nicht gerafft genug dargestellt sind, keinen Lesegenuss empfinden. Bücher, die vom Seitenumfang her etwa 500 Seiten oder mehr umfassen, haben daher selten die Chance, in meine Auswahl genommen zu werden,

da ich bei einer solchen Anzahl von Seiten viele beschreibende Elemente befürchte.
Zudem dürfen die Bücher auch nicht realitätsfremd sein und eine Einordnung im wirklichen Leben bei Übertragung des Gelesenen ermöglichen. Fantasyromane sind daher nicht geeignet, mir zum Lesegenuss zu verhelfen.
Als Erwachsener habe ich einmal den ersten Band von Harry Potter gelesen, um bei mir eine Bildungslücke hinsichtlich dieses Kultromans zu schließen. Diese Lektüre sah ich mehr als „Pflicht" an, um einfach zu wissen, was sich hinter diesem Erfolgsroman verbirgt. Zu einem weiteren Band konnte ich mich jedoch nicht durchringen, da ich keinen Zugang in die realitätsferne Welt fand.

29. Brettspiele

In der Rückblende meines Lebens wäre z.B. das Aufsuchen eines Brettspieltreffs eine Möglichkeit gewesen, im Studium in selbst festgelegter Anzahl und Dauer eines Treffens mit Menschen aufeinanderzutreffen und mithin außerhalb der Gespräche mit den Eltern die Stimme zumindest durch wenige Sätze vor dem Verkümmern zu bewahren, ohne dass das Gespräch das Zusammentreffen definiert.
Gerade bei Spielen, die kommunikativ angelegt sind und bei denen man miteinander im Team gegen das Spiel

spielt, fallen meine Defizite im Bereich der Konversation nicht so stark auf, da das Spiel eine Vorgabe für den Gesprächsinhalt liefert und mithin die Kommunikation spielbasiert erfolgt, etwa durch Einwerfen von Gesprächsfetzen für eine Spielzugmöglichkeit, lautes Denken oder einfach nur handlungsbegleitendes Sprechen eine Stille nicht entstehen lässt.

In einer Spielerunde hat mithin ein Aspie die Chance, falls überhaupt gewünscht, seine Diagnose geschickt zu verbergen und nicht als Aspie von vornherein erkennbar zu sein.

Gruppenereignisse wie Spieletage, wenn auch leider sehr laut aufgrund des Lärmpegels, oder von der Bibliothek oder Volkshochschule angebotene Spieleabende wurden von meinem Mann und mir daher gelegentlich besucht, da Brettspiele auch für uns zu Hause in der Regel jedes Wochenende Bestandteil der Tagesstruktur sind.

Das Hineinvertiefen in ein Brettspiel kommt einem Abtauchen in eine andere Welt und mithin dem Verlust von Zeit und Raum gleich, so dass innerer Ballast ausgeblendet werden kann. Insofern kommt das Gehirn, auch wenn durch das Spielen gefordert, dennoch zur Ruhe, da dieses auf einer anderen Ebene beansprucht ist und sich frei entfalten kann, ohne einer gewissen Verpflichtung nachkommen zu müssen.

30. Vorteile des Asperger-Syndroms

Je länger ich meine Diagnose nun kenne, desto mehr versuche ich den Fokus darauf zu legen, auch wenn es nicht immer funktioniert und ich mich diesbezüglich noch in der Embryonalphase befinde, welche Vorteile mir das Asperger-Syndrom bietet.

Die Tatsache, ein Aspie zu sein, hat meines Erachtens nicht nur Nachteile, sondern auch gewisse Vorteile.

Die vorhandenen Defizite gilt es aus einer anderen Perspektive zu betrachten, nämlich welche Vorzüge die Schwächen bringen.

Bei Illuminierung ausschließlich der Beeinträchtigungen sieht man hingegen irgendwann nur noch die Farbe Schwarz im Alltag und erkennt nicht mehr, dass das Leben aus bunten Facetten besteht, die es wert sind, einer Erkundungstour unterzogen zu werden.

Bestimmte Fähigkeiten sind bei mir als Aspie anders oder stärker ausgeprägt.

Durch die Redebeiträge, die keinen ausufernden Umfang haben, werden die Zeitressourcen der Mitmenschen geschont, schon da ein Redebeitrag nicht iterativ erfolgt, wie bei anderen Personen manchmal zu beobachten ist, die mehrmals im Wesentlichen das Gesagte wiederholen, ohne eine Novität dadurch zu berichten.

Da ich in der mündlichen Kommunikation Defizite habe, versuche ich derzeit meine Stärken in der schriftlichen Kommunikation auszubauen.

Auf beruflicher Ebene habe ich meine Fühler auf das Verfassen wissenschaftlicher Beiträge in juristischen Fachzeitschriften im Sinne von Aufsätzen und Urteilsanmerkungen ausgestreckt und mittlerweile zahlreiche Publikationen vorzuweisen.
Dieser nebenberuflichen freien wissenschaftlichen Tätigkeit ging ich zwar bereits vor Kenntnis meiner Asperger-Diagnose nach. Als jedoch die Diagnose Eingang in meinen Horizont fand, forcierte ich im ersten Jahr nach Kenntniserlangung – auch im Sinne einer Neu- bzw. Selbstfindung – diese Tätigkeit.
In der schriftlichen Ausarbeitung mit Fokus auf ein bestimmtes Thema kommen zudem die Gedanken wieder in eine geordnete Struktur, da – anders als bei der mündlichen Kommunikation – der Denkprozess bei mir parallel zum Schreiben stattfindet und der Kopf mithin weniger in mentale Vorleistung treten muss, um einen produktiven Erguss zu kreieren.
Auch schreibe ich gerne Leserbriefe, wenn sich ein Thema in der Zeitung dazu anbietet, um auf diese Weise am öffentlichen Leben teilzuhaben und mich mit meinen Standpunkten einzubringen. Insofern versuche ich nach Möglichkeiten zu suchen, um mich auf dem Planeten Erde mit eigenen Meinungen und Beiträgen in die Gesellschaft zu integrieren – als Ersatz für Situationen von Angesicht zu Angesicht, die häufig in Frustration münden.
Besonders gerne fröne ich beim Verfassen von Leserbriefen meinem Spezialinteresse der Wörter und der deut-

schen Sprache, indem ich die Wortwahl entsprechend wähle, gerne durch eine überdimensional verwendete Substantivierung, und es mir auch nicht nehmen lasse, in humorvoller Weise daran zu erinnern, dass der Genitiv sich nicht in der Fastenzeit befindet und nach dem Wort „wegen“ oder dem Verb „sich annehmen“ jederzeit in Verwendung gebracht werden soll.

Da ich es sehr bedauere, dass der Genitiv mittlerweile ein Schattendasein fristet und gerade nach „wegen“ und „sich annehmen“ in Vergessenheit gerät, möchte ich an dieser Stelle beispielhaft eine Kostprobe darlegen, wie z.B. in punco Genitiv ein potentieller Leserbrief von mir hätte lauten können:

Hallo,

mein Name ist Genitiv und ich suche Freunde, die mich bei Erforderlichkeit mitnehmen.

Ich bin kurz davor, vom Aussterben bedroht zu sein, und möchte daher den Bürgern in Erinnerung bleiben.

Vielleicht gibt es hier auch Menschen, die meine Lebenszeit verlängern können. Besonders sehne ich mich nach Bekanntschaft mit Herr und Frau „wegen“ und nehme mich auch gern dieser neuen Freunde an, wenn diese meinen Genitiv nach „sich annehmen“ en vogue machen.

Man sagt mir nach, dass ich bald nur noch im Raritätenmuseum Verwendung finde.

Aber durch diese Kontaktanzeige möchte ich auf mich aufmerksam machen und erreichen, dass ich häufiger in Benutzung gerate.

Es grüßt der Genitiv!

31. Brieffreundschaft

Großer Dank gilt der Person, die ich mittlerweile als echte Freundin bezeichnen kann, da sie es mir ermöglicht, eine Freundschaft zu kultivieren, ohne dass man jedes Wochenende zusammen etwas unternimmt oder täglich längere Telefonate führt oder sich täglich auf einen Plausch trifft.

Schon einige Zeit vor Kenntnis der Diagnose habe ich zu Beginn der Corona-Krise den Mut gefasst, aus einer gelegentlichen schriftlichen Kommunikation zu Weihnachten, Ostern, Geburtstagen und mithin zu speziellen Anlässen diese zu einer wöchentlichen Darlegung meiner Erlebnisse in einer Woche aufzuwerten.

Es entwickelte sich dann irgendwie so weiter, dass wir uns zum Wochenende jeweils einen kurzen Bericht per WhatsApp erstatten, was die Woche geprägt hat.

Dieser Wochenbrief ist für mich wie eine Raststätte für die Seele und gibt mir das Gefühl, dass auch Menschen mit Behinderung wertgeschätzt werden und Freundschaft nicht über starre Merkmale zu definieren ist.

Gelegentlich treffen wir uns auch mit unseren Männern zusammen in einem Restaurant zum Abendessen und telefonieren miteinander, was ich als entspannend und angenehm wahrnehme, da diese Freundin mittlerweile so viel über mich weiß, dass auch Schweigephasen verständnisvoll akzeptiert werden und es nicht als auffällig erscheint, wenn ich in der mündlichen Kommunikation etwa mehr durch Fragen agiere und weniger selbst von

mir preisgebe, was mir im Gegensatz zur schriftlichen Kommunikation intuitiv in einer Situation von Angesicht zu Angesicht oft nicht möglich ist.
Leider schaffe ich es auch auf schriftlichem Wege nur sehr selten, meine hohe Wertschätzung für andere Personen zum Ausdruck zu bringen und etwa auch einmal ein Lob anzubringen oder Worte der geteilten Freude oder Mitgefühl zu zeigen, so dass auch die schriftliche Kommunikation von meiner Seite sehr auf einer sachlichen Dimension den Grundstein hat.
Insofern ist es mein Ziel, dieses sachliche Fundament, auf dem mein inneres Aspie-Haus gebaut ist, noch tragfähiger auszubauen und um eine größere Gefühlsebene zu erweitern.

32. Empathie und Gefühle

Mir geht es schlecht, ich brauche deine Hilfe – sein Innerstes so deutlich nach außen zu kehren, ist in unserer Gesellschaft noch nicht Usus.
Manchen Aspies würden solch offene Worte im zwischenmenschlichen Bereich vieles erleichtern.
Ich als Asperger-Autist bin sehr auf die wörtliche Wahrnehmung fixiert und erwarte daher, dass mir eine Handlungsanweisung für mich verbal auf dem Silbertablett präsentiert wird. Daher fällt es mir schwer zu erkennen,

wann ein Interlokutor einen verbalen Ausdruck der Empathie von mir erwartet.

Da ich von der Mimik her eher neutral auf sowohl freudige als auch traurige Mitteilungen reagiere und mein Gesichtsausdruck sich mithin nur in Nuancen im Tagesverlauf ändert, ist es verständlich, wenn der Gesprächspartner über mich denkt, ich sei gefühlskalt oder wirke arrogant. Insbesondere wenn neben der fehlenden situationsangebrachten Mimik auch eine Bemerkung auf die Äußerungen des Gegenübers bei mir noch in der Pipeline steckt und das Ziel noch nicht erreicht hat oder das Ziel sogar möglicherweise bei zu starker Gedankenokkupierung im Kopf gar nicht erreicht, ist die Gefahr einer solchen Fehlinterpretation des sozialen Umfelds hinsichtlich meiner wahren inneren Gefühlslage naheliegend.

Schon bei einem lustigen Witz fällt es mir schwer, nach außen hin ein Lachen als Gefühlsregung zu zeigen, um dem Witzeerzähler zu zeigen, dass ich seinen Witz gelungen fand und ihn mithin freudig zu stimmen.

Nach Kenntnis der Diagnose versuche ich nun im Rahmen eines Lernprozesses Menschen dahingehend zu beobachten, welche Floskeln in bestimmten Situationen angebracht sind, in der Hoffnung, dass ich in einer ähnlichen Situation etwaig schon einmal Gehörtes übertragen kann, um Empathie oder Gefühle in Worte zu kleiden.

Aber der Kopf hat leider nicht unbeschränkte Speicherkapazitäten und ein Notizbuch als externe Festplatte ist

für spontane Redesituationen nicht geeignet, da die Informationen auf der externen Festplatte zum Abrufen an den Computer und übertragbar gesprochen an den Kopf erst angeschlossen werden müssen, um zum Herunterladen parat zu stehen.
Eine erhebliche Verzögerung bis zum Abruf ist daher bereits programmiert.
An dieser Stelle werden manche Leser wahrscheinlich stutzen, dass ich statt „programmiert“ nicht die Wortwahl „vorprogrammiert“ getroffen habe.
Der Zusatz „vor“ ist überflüssig und vergleichbar einem weißen Schimmel in der Kategorie der Stilmittel als Pleonasmus einzustufen.
Hier sind die geernteten Früchte des Erlernens der altgriechischen Sprache erkennbar, da „pro“ bereits in deutscher Übersetzung u.a. „vor“ bedeutet und mithin die Sprache durch die Formulierung „vorprogrammiert“ unnötig aufgebläht wird. Man denke hier auch wieder an den Aspie, der sowieso schon viel Zeit braucht, um Worte zu finden und daher verbal entlastet wird.

33. Urlaub

Die intensive Wahrnehmung, vielfältige Reize und die rege Gedankentätigkeit führen dazu, dass Körper und Seele eine mentale Auszeit vom Alltag benötigen.

Von daher genieße ich es auch, den Urlaub außerhäuslich zu verbringen und mir den Hotelservice zu Nutzen zu machen, um mich nicht um den Haushalt kümmern zu müssen und mein Gemüt mithin nicht durch Hausarbeit beschwert ist.

Ein Urlaub mit einer Reise stellt für mich immer eine gewisse Herausforderung dar, da die Abläufe etwas anders als im Alltag vonstattengehen und unbekanntes Terrain auf mich zukommt.

Dennoch überwiegt im Entscheidungsprozess für oder gegen ein Wegfahren der Erholungseffekt, der sich auch immer sehr gut bei mir einstellt gegenüber den anfänglichen Zweifeln, wie alles wird und was auf mich zukommt.

Insbesondere genieße ich die deutlich erhöhte Schlafqualität während des Urlaubs mit Tapetenwechsel, wenn jegliche Belastung abfallen kann und eine innere Ruhe einen gesunden Schlaf fördert.

Da im Urlaub unsere Tagesabläufe in der Regel jeden Tag gleichermaßen strukturiert sind, existiert für die Urlaubstage bereits im Vorfeld ein bestimmtes Grundraster, so dass auch im Urlaub das Leben im Wesentlichen geordnet wie eine Gleichung weitergehen kann und somit Imponderabilien im überschaubaren Rahmen bleiben, ohne dass die Seele vollständig umgepflügt wird.

Auch wählen mein Mann und ich reizarme Urlaubsziele und verbringen die Urlaubstage in der Natur mit Wandern und nachmittags mit Saunieren, Ruhen und Lesen im Hotel und hechten mithin nicht von Besichtigung zu Besichtigung durch den Tag.

34. Außenwahrnehmung bei Unkenntnis der Diagnose

Leider musste ich, als mir und meinem sozialen Umfeld die bei mir gestellte Diagnose des Asperger-Syndroms noch nicht bekannt war, oft für mich leicht demütigende Anmerkungen zu meiner Person über mich ergehen lassen.

Bloße Äußerungen wie „Du bist so ruhig", „Du sprichst so wenig" fand ich ja noch recht neutral und nicht als verbalen Angriff auf meine Person.

Allerdings ist zu konstatieren, dass eine Person, die einen durchschnittlichen Redefluss hat oder recht viel redet, in der Regel auch nicht mit einer vergleichbaren Äußerung entsprechend des Redeanteils an der Kommunikation konfrontiert wird.

Insofern kommt aus meiner Perspektive bei einer solchen Äußerung nicht nur der Sachinhalt hauptsächlich bei mir an, sondern das Ohr auf der Beziehungsebene nimmt wahr, dass der Gesprächspartner sich an meinen kargen Wortbeiträgen stört bzw. dass dies allgemein negativ auffällt.

Auf meiner Arbeitsstelle musste ich etwa hören, dass ich offensichtlich ein Kommunikationsproblem habe, weil ich zur Mittagspause in den Raum komme, lediglich

grüße und mich sodann und ohne weitere Kommunikation in verbaler Form in der Mittagspause aufhalte und man über mich kaum etwas wisse.
Auch ein sehr guter Freund meines Mannes gab gegenüber diesem zu erkennen, dass man mit mir nicht reden könne. Ohne zu wissen, was mit mir nicht stimmt und weshalb ich so von den Verhaltensweisen anderer Menschen abweiche, brachten mich solche Äußerungen zu Hause manchmal zum Weinen.
Solche Bemerkungen waren für mich auch stark ausschlaggebend dafür, dass ich mich nach Kenntnis der Diagnose für einen offenen Umgang, auch im Bereich des Arbeitsumfeldes, entschlossen habe. Insbesondere macht das Arbeitsleben einen großen Teil des Tages aus, wenn man das Schlafpensum von dem 24 Stunden andauernden Tag abzieht.
Mittlerweile habe ich jedoch mit Kenntnis der Diagnose gelernt, eher über solchen Bemerkungen im vorgenannten Sinne zu stehen und versuche mich mehr auf meine Stärken des Asperger-Syndroms zu konzentrieren. Auch die Lektüre von Büchern des bekannten Benediktinermönches Anselm Grün hilft mir, Bewertungen anderer besser ausblenden zu können. Jeder hat seine eigenen Werte, die es zu leben gilt. Und jeder ist in seiner Daseinsberechtigung nicht von den Bewertungen anderer Menschen abhängig.

35. Fehlende Kenntnis der Asperger-Diagnose

Bereits ohne Kenntnis des Asperger-Syndroms waren bestimmte Situationen für mich schon in der gedanklichen Vorschau nicht zu bewältigen, ohne dass ein innerer seelischer Notstand bei mir zum Ausbruch kommt.

Aus meiner Kindheit ist mir eine Begebenheit aus meinem Badmintonleben erinnerlich. Ich spielte recht erfolgreich in einem Verein Badminton und qualifizierte mich – im 12. Lebensjahr stehend – nach Erlangung des Titels des Vizemeister im Bundesland für eine überregionale Meisterschaft, die jedoch nicht in meinem Heimatort stattfand und mithin im Falle der Teilnahme für mich eine Übernachtung vor Ort erforderlich gemacht hätte.

Meine Teilnahme für diese Meisterschaft war geplant, da sowohl die Trainer als auch meine Eltern davon ausgingen, dass ich gerne daran partizipieren wollte.

Dies war jedoch eine irrige Annahme, da die Teilnahme zur Folge gehabt hätte, dass ich in einer anderen Stadt in ca. zwei bis drei Stunden Entfernung von meinem Heimatort eine Nacht über das Wochenende ohne Vertrauensperson hätte verbringen müssen.

Es war seitens des Vereins vorgesehen, dass ich mit einem älteren Vereinskameraden und dessen Eltern zum Turnier hinfahre. Alleine unter fremden Menschen mit einer Übernachtung und völliger Ungewissheit, was auf mich zukommt, bereitete mir in Imagination dieses an-

stehenden Wochenendes bereits ein starkes Gefühl des Unbehagens.
Schon weit im Vorfeld suchte ich nach Möglichkeiten, ohne die wahre Motivation offen zu legen, an diesem für mich schier nicht zu stemmenden Ereignis durch eine nachvollziehbare Entschuldigung für die Trainer und meine Eltern nicht teilnehmen zu müssen.
Lügen gehen mir prinzipiell schwer über die Lippen. Daher wollte ich eine Erkrankung nicht lediglich vortäuschen, sondern setzte die Hoffnung auf das tatsächliche Vorliegen einer gesundheitlichen Unpässlichkeit.
Da mir die bloße Hoffnung auf einen termingerechten Ausbruch einer Erkrankung als Nährboden nicht ausreichte, versuchte ich dem Aufkeimen der Hoffnung zur Realität durch aktives Tun nachzuhelfen.
Ich hegte die Hoffnung, dass bei mir ein grippaler Infekt bzw. eine Erkältung zum richtigen Zeitpunkt mein Wohlbefinden äußerlich erkennbar befällt. Schnell hatte ich einen Weg gefunden, wie ich mit Aussicht auf Erfolg prozedieren wollte, um dieses mir gesteckte Ziel zu erreichen.

So stellte ich mich bereits in der Vorwoche vor dem Turnier abends nach dem Duschen vor dem Abtrocknen einige Zeit an das geöffnete Fenster im Bad und ließ die kalte Winterluft, die zum damaligen Zeitpunkt herrschte, eine Weile auf meinen nackten Körper wirken.

Die ersehnte Erkältung blieb jedoch aus, so dass ich am Morgen der Abfahrt als Simulantin von Bauchschmerzen meinen Eltern gegenüber in Erscheinung trat.
Ob meinen Eltern die Vorspiegelung falscher Tatsachen auffiel, konnte ich nicht sicher beurteilen. Mein Trainer hatte mein Vorgehen wohl durchschaut, da mich einige Zeit danach von diesem im Training die Frage ereilte, ob ich tatsächlich krank gewesen sei oder ob ich nur nicht zum Turnier habe fahren wollen. Ich beharrte auf meiner aufgebauten Lügengeschichte, glaube aber nicht, dass ich überzeugend die wahren Begebenheiten habe verbergen können.

36. Musik

Musik in Form von Betätigung an Musikinstrumenten nahm und nimmt in meinem Leben einen hohen Stellenwert ein und galt insbesondere während meiner Jugendzeit als Kraftanker und Zufluchtsort, wenn mich die Reaktionen der Umwelt in ein seelisches Tief manövriert hatten.
Zahlreiche Musikinstrumente (Blockflöte im Schulunterricht in der Grundschule, Klavier, Akkordeon, Kirchenorgel, Saxophon, Schlagzeug sowie Gitarre) haben die Aufnahmeprüfung meines Interesses bestanden und waren daher auf meiner Liste der Musikinstrumente veror-

tet, denen ich mich einem Lernprozess unterziehen wollte und unterzogen habe.
Bestimmte andere Musikinstrumente wie etwa Streichinstrumente schieden mangels innerlich gespürtem Reiz und ohne Ausprobieren bereits gedanklich aus. Auch merkte ich in der Lernphase der Musikinstrumente, dass mir nicht jedes Musikinstrument gleich stark zusagt bzw. ich mit zunehmender Anzahl der Lernobjekte auch nicht mehr die Zeit hatte, jedem Musikinstrument die gebührende Aufmerksamkeit angedeihen zu lassen.
Mein Favorit und nahezu täglicher Begleiter ist derzeit das Schlagzeug, in großem Abstand gefolgt von der Kirchenorgel, die von mir auch gelegentlich in Gottesdiensten zum Klingen gebracht wird.
Meine nahezu täglichen 15 – 30 Minuten am Schlagzeug sehe ich als eine Art Meditation. Im Nachhinein bin ich froh, dass ich im Alter von 35 Jahren den Mut hatte, noch dieses faszinierende Instrument zu erlernen.
In der Regel setzte ich mich direkt nach dem Frühstück und noch bevor ich mich auf den Weg zur Arbeit begebe – wenn es an vollen Tagen auch nur 15 Minuten sind – an mein Schlagzeug und exerziere gewisse Beats durch, oft in monotoner Spielweise im Sinne einer Repetition und im Verfestigen bestimmter Beats.
Dem technischen Fortschritt sei Dank, dass es heutzutage elektronische Schlagzeugsets gibt, so dass ich mich mit meinen Kopfhörern und ohne das Umfeld zu stören dieser Morgengewohnheit hingeben kann.

Das Gehirn hat dadurch zumindest die Okkasion, sich etwas mental zu entlasten und den Tag gedanklich entweder zu antizipieren oder um in Ruhe eine juristische noch zu lösende Problemstellung zu durchdenken. Allerdings ist der Kopf leider oft zu voll von Gedanken, um wirkliche Entspannung zu erfahren.

Zu Beginn der Schlagzeugphase memoriere ich auch gelegentlich die Eintragungen in meinem auf dem Notenständer aufgeschlagenen „Sprachbüchlein“, in welches ich für mich schöne Wörter und Formulierungen in Schriftform gegossen habe.
Durch dieses Sprachbüchlein habe ich die Gelegenheit, schöne Wörter zu wiederholen, damit diese in meinen aktiven Wortschatz mit bleibender Perspektive aufgenommen werden können.
Für das Schlagzeugüben besteht auch ein Anreiz des stetigen Frischhaltens der Kenntnisse, da ich mich in einer kirchlichen Band in einem modernen Gottesdienst, der in der Regel einmal im Monat stattfindet, musikalisch mit dem Schlagzeug in diese Gruppierung einbringe.
Beim gemeinsamen Musizieren steht die Musik im Vordergrund, so dass auch ich mit meinen kommunikativen Defiziten mich dort aufgenommen fühle und durch den vorgegebenen Ablauf im Sinne eines Programms die freie Rede in der Gruppe nicht den Schwerpunkt des Zusammenseins bildet. Vor Gott sind alle Menschen gleich.

Diese Mentalität ist den Mitmenschen im Gottesdienst nicht fremd, so dass in dieser Gemeinschaft im Gottesdienst sich eine gewisse innere Ruhe bei mir einzustellen vermag.
Das Gedankengut ist in der Kirche nicht geprägt von einer Karussellgesellschaft, die immer höher hinaus und immer mehr Runden drehen will, um der Gesellschaft zu beweisen, dass man selbst schnelle Drehungen in einer Vielzahl aushält und zu Höherem berufen ist.
In der Schulzeit galt mein Hauptinteresse im musikalischen Bereich dem Orgelspielen. Der Aufenthalt in der Kirche zum Üben des Instruments strahlte eine gewisse innere Ruhe auf mich aus. Keine störenden Hintergrundgeräusche, absolute Ruhe, nur ich und die mächtige Orgel mit den mannigfaltigen Klangmöglichkeiten. Dies waren stützende Pfeiler in meiner Schulzeit.
Gerade in meiner Hochphase der Magersucht begab ich mich fast jeden Sonntagnachmittag in die Kirche, um vor der Realität, die mich passend zur Magersucht quasi fast auffraß, in einem geschützten Raum Zuflucht zu finden.
Im Gegensatz zu heute bevorzugte ich damals keine melancholischen Musikstücke, sondern zog gerne alle Register und favorisierte laute und schnellere Tonabfolgen. Vielleicht wollte ich mich damals, wenn ich schon sprachlich im mündlichen Bereich nicht alle Register ziehen konnte, im übertragenen Sinne wenigstens auf der Orgel lautstark artikulieren. Zwei Stunden in der Kirche vergingen wie im Flug, obwohl ich sonst meinen

Tagesablauf sehr genau takte und mit einem häufigen Blick auf die Uhr die mir gesetzten zeitlichen Vorgaben einzuhalten versuche.
Die Musik wollte ich sogar direkt nach dem Abitur in den Beruf integrieren und Musik studieren. Im Nachhinein bin ich jedoch froh, dass ich mich umentschieden und den Weg in die Juristerei eingeschlagen und die Musik als Hobby belassen habe.

37. Getaktetes Leben

Mein Leben ist in bestimmten Abläufen oft geordnet wie eine Gleichung. Gleiche Abläufe geben mir Halt und machen das Leben, zumindest gefühlt, etwas vorhersehbarer. Am liebsten wäre es mir, wenn ich in jeder Situation wüsste, was genau auf mich zukommt und ich stets die Kontrolle über alle Abläufe habe und mich nicht den mir zuvor verborgenen Vorgaben anderer unterwerfen muss.
In der Reflexion von nicht im Vorfeld antizipierbaren Abläufen ist das spontane Aufeinandertreffen von mir mit einem ungeplanten Programm jedoch nicht durchweg negativ konnotiert in der Asservatenkammer der Erinnerungen geblieben. Dennoch verbleibt die Angst über den Verlust der gewohnten Abläufe und die Furcht vor dem sich Fallenlassen in fremde Hände.

Manchmal denke ich mir, dass das Verlangen nach Planbarkeit auch Ausdruck einer defizitären Fähigkeit zum Aufbau von absolutem Vertrauen zu jemandem ist. Ich sehe hier einen Zusammenhang mit den negativen Erfahrungen in meiner Kindheit mit den Mitmenschen, die meine Defizite im kommunikativen Sektor vielfach negativ konnotiert haben und nicht als gegeben akzeptiert haben.

Der innere Drang nach geordneten Strukturen zeigt sich bei mir im Alltag z.B. darin, dass es häufig an bestimmten Wochentagen jeweils das gleiche Gericht zum Essen gibt bzw. an manchen Tagen hintereinander sogar eine Monotonie im Speiseplan herrscht, um schon ohne große gedankliche Vorarbeit im Voraus für die Woche zu wissen, welches Essen im Rahmen der Nahrungsaufnahme den Weg vom Mund über die Speiseröhre in den Magen findet.

Dies entlastet meinen Kopf, der schon genug Denkarbeit als Ausgleich der defizitären Fähigkeit zu intuitivem Handeln zu bewerkstelligen hat.

Gerade am Wochenende, wenn ich keinen zeitlichen Vorgaben durch die berufliche Arbeit unterworfen bin, ist die Einhaltung einer Tagesstruktur als Ausgleich zur mentalen Belastung in der Woche für mich von besonderem Stellenwert, um Erholung zu finden.

Der Körper weiß, wann ihn was erwartet und ist somit keinen psychischen Anstrengungen durch abweichende Abläufe ausgesetzt.

So hat es sich bei uns in den letzten Jahren, um das Ganze zu exemplifizieren, eingebürgert, dass es jeden Samstag Rindergulasch mit Spaghetti und Salat zum Abendessen gibt.
Das Gulasch wurde bereits in größerer Menge von 6-8 Portionen, je nach Platz in den Gefrierfächern, von mir im Schnellkochtopf vorgekocht, so dass am Wochenende die Kraftreserven nicht noch durch langes Kochen in der Küche aufgebraucht werden, sondern der Krafttank durch lange Aufenthalte in der Natur, viel Schlaf, Lesen und Spielen von Brettspielen wieder Aussicht auf eine zumindest teilweise Füllung hat.
Im Urlaub muss ich gedanklich etwa schon mindestens zwei Tage im Vorfeld wissen, welche Wanderung unternommen wird.
In unserem zweiwöchigen Sommerurlaub, den wir in der Regel mit Wandern in den Bergen in Deutschland oder Österreich verbringen, ist die zweite Woche in der Regel noch erholsamer als die erste Woche, da wir in der zweiten Woche oft die Wanderungen der ersten Woche wiederholen.
Dies spart Denkarbeit und ich weiß, was auf mich zukommt und muss meinen Kopf nicht mit dem Abspulen eines inneren Kinofilms zu potentiellen Begebenheiten auf der Wanderung, der potentiellen Wegbeschaffung usw. beanspruchen. Ich habe somit die Gelegenheit, mich mithin ganz auf den Erholungsmodus konzentrieren zu können. Und auch die Gedanken haben die

Chance, endlich einmal in den wohlverdienten Urlaub geschickt zu werden.
Ich bin froh, dass mein Mann mittlerweile auch die Vorzüge von gleichen Abläufen erkannt hat und diese ästimiert, zumal auch er im Urlaub froh ist, wenn er nichts planen muss, um auch seinem Kopf als nicht Aspie einmal eine Auszeit von organisatorischen Belangen gönnen kann und einfach dem Tagesplan von mir folgen kann.

38. Auszeiten zur mentalen Regeneration und Schlafbedürfnis

Auch wenn ich meine Arbeit sehr gerne mache, brauche ich regelmäßige Auszeiten, da der Arbeitsalltag doch sehr kräftezehrend ist, insbesondere wenn viele kommunikative Situationen mit hoher geistiger Belastung für die Wortfindung angestanden haben oder viele unvorhergesehene Dinge sich im Arbeitsalltag ereignet haben, von denen die geplante Tagesstruktur durcheinandergewirbelt wird.
Da ich mich auch sehr gerne in ein Thema, das mich interessiert, hineinsteigere und mir dieses Thema dann keine Ruhe gibt, bis ich eine für mich zufriedenstellende Lösung gefunden habe, ist die rege geistige Tätigkeit manchmal erschöpfend, insbesondere wenn äußere Störfaktoren den Geist behindern.

Ich als Aspie liebe die Logik, kreative Lösungen und ein weitschweifiges Denken auch in abgelegene Winkel hinein. Das Gehirn liebt das Denken und muss sich manchmal selbst eine Auszeit verordnen und lernen „nein“ zu sagen, um bildlich gesprochen nicht mit leerer Tankfüllung auf der Straße liegen zu bleiben.
Die eigene Person mutiert somit zum Arzt über sich selbst und stellt ein Rezept aus für Ruhe mit dem dezenten Hinweis, das Rezept möge in absehbarer Zeit zur Einlösung gelangen.
So ist mein Schlafbedürfnis sehr hoch und am Wochenende komme ich ohne einen ein- bis zweistündigen Mittagsschlaf nicht aus.
Im Stil der Wortwahl von Thomas Mann in seinem Werk „Der Zauberberg“ gesprochen, verbringe ich viel Zeit in horizontaler Lage.
Da der Schlaf abends zu recht früher Stunde bereits Besitz von mir ergreift und auch am Wochenende ein Nachholbedarf an Schlaf, insbesondere bei unruhigem Schlaf unter der Woche, wenn der Kopf nicht abschalten kann, besteht, geht dies zu Lasten der freien Zeit, die für Freizeitbeschäftigungen zur Verfügung steht.
Das Gedankenkarussell kommt aufgrund der verminderten Fähigkeit zur intuitiven Handhabung vielfältiger Lebenssituationen im Alltag selten zum Stillstand. Ich sitze jedoch selbst am Schalthebel. Vergleichbar einem Karussell, das in der Regel auch nicht ohne Strom fortlaufend betrieben werden kann, müssen die Stromreser-

ven vor einem vollständigen Ausbluten bewahrt werden und es ist mithin stetig für Stromzufuhr zu sorgen.
Zur Vermeidung eines vollständigen Aufbrauchens der Stromvorräte habe ich es daher in der Hand, ressourcenschonend vorzugehen und rechtzeitig für Energienachfuhr zu sorgen.
Die Via Regia dazu ist, die Stopptaste in Benutzung zu nehmen und Ruheoasen in den Alltag einzubauen.
Sofern es die berufliche Situation je nach Terminsituation zulässt, versuche ich nachmittags viel von zu Hause aus zu arbeiten und baue zwischen dem Vormittagsblock vor Ort an meiner Arbeitsstelle und der Fortsetzung der beruflichen Arbeit zu Hause am Nachmittag als Mittagspause eine den Geist entlastende Auszeit durch eine kurze Jogging- oder Walkingrunde oder einem Schwitzgang in der Sauna ein.
Die geistigen Kapazitäten können sich dabei regenerieren, da keine störenden Reizeinflüsse den Kopf beanspruchen.
Im Alltag ist somit für mich ein ausgiebiges Saunieren eine Oase der Ruhe, um die Gedanken zu ordnen bzw. auch den Tag gedanklich zu verarbeiten.
Allerdings sind diese Versuche der mentalen Entlastung nicht immer vom Erfolg gekrönt, da der Kopf dennoch zu viel mit der gedanklichen Nachbearbeitung bzw. Vorbereitung beschäftigt ist.
Gerade das Homeoffice auf der Terrasse in der wärmeren Jahreszeit – der ruhigen Lage unseres Hauses sei Dank – verstärkt die Wiederherstellung der Verfügbar-

keit der mentalen Leistungsfähigkeit und der Auslaugungsprozess kann dadurch besser vermindert werden. Zum Glück bin ich nicht ständig an das dienstliche Büro als Arbeitsort gebunden, sondern kann nachmittags auch gut von zu Hause aus arbeiten.

39. Alkohol

Durch die Kenntnis meiner Asperger-Diagnose lässt sich für mich auch meine stark kritische Einstellung zu Alkohol besser deuten.

Alkoholische Getränke über den Durst getrunken, münden bei solche Flüssigkeiten trinkenden Personen häufig in einen Kontrollverlust, was Handlungen und auch Äußerungen betrifft. Ich als Aspie habe gerne alles selbst unter Kontrolle, so dass alkoholisierte Personen in für mich unkontrollierbarer Manier reagieren können.

In der Schulzeit auf der Klassenfahrt in der Oberstufe habe ich in puncto Verbalinjurien solche nicht erinnerungswürdigen Erfahrungen machen müssen. Von daher mache ich selbst einen großen Bogen um Alkohol, akzeptiere jedoch die in der Gesellschaft vorherrschende Meinungsvielfalt, was das Thema Alkohol anbelangt.

Dennoch ist am Rande anzumerken, dass Alkohol – gemessen am Regelbedarf von Hartz-4-Empfängern – nicht einer angemessenen und bescheidenen Lebensführung zuzurechnen ist und der Bundestag selbst Alkohol

als gesundheitsgefährdendes Genussgift im Sinne einer legalen Droge apostrophiert[4].
Des Weiteren ist in Gegenwart von alkoholisierten Personen, die in geselliger Runde in der Nähe sind, vielfach mit einem hohen Lärmpegel durch Anschwellen der Lautstärke der Kommunikation zu rechnen, was nicht gerade zur Entlastung meines Kopfes beiträgt.

40. Soßen

Ohne die Kenntnis meiner Asperger-Diagnose hätte ich keine plausible Erklärung dafür, weshalb ich am liebsten Gerichte ohne Soße esse.
Erst die Lektüre über Autismus-Spektrum-Störungen öffnete meinen Blick dafür, weshalb manche Kellner im Lokal schon einmal bei meinen Essensbestellungen merkwürdige Nachfragen stellten.
So bestellte ich einmal in einem Lokal ein Schnitzel Wiener Art und wollte einen Beilagenwechsel von Pommes Frites zu Spätzle. Eine solche Bestellung war wohl ein akustisches Neuland für die Ohren der Bedienung, da diese sich nicht vorstellen konnte, dass ein Gast trockene Spätzle zu einem panierten Schnitzel essen möchte. Es wurde mir angeboten, eine Soße dazu zu reichen, was ich jedoch vehement ablehnte.

---

4 BT/Drucksache 17/3404, 26.10.2010 S. 53 bzw. BT/Drucksache 19/22750, 23.09.2020 S. 22.

Ein Essen, das in der Soße schwimmt, ist für mich kein kulinarischer Genuss. Ein Essen muss kross sein und Biss haben. Nudeln dürfen daher maximal bis zur Mindestkochdauer im Kochtopf verweilen, um zu munden.
Wenn es z.B. an einem Buffetabend im Hotel im Urlaub Braten mit Klößen gibt, lasse ich mir daher nie Soße darauf schöpfen, auch wenn unverständliche Blicke folgen. Zu Hause gibt es so gut wie keine Gerichte mit Soße bei uns zum Essen, sondern überwiegend Backofengerichte, möglichst kross überbacken.
Das wöchentliche Gulasch wird bei uns so zubereitet, dass das Gulasch mit Tomatenmark eingedickt wird, so dass im Wesentlichen das Gulasch nicht schwimmen lernen muss.

41. Schnitzel Wiener Art

Schnitzel Wiener Art mit Pommes und Salat – ein Kultgericht, welches bei außerhäuslichem Essen im Urlaub bei mir in meiner Vergangenheit zeitweise 14 Tage am Stück jeden Tag auf dem Teller angereicht werden durfte, ohne dass mein Geschmackshorizont verkümmerte.
Für die Essensauswahl, die in einem Lokal zu treffen ist, ist Schnitzel Wiener Art immer das perfekte Gericht gewesen, welches meinen Vorlieben für Hauptgerichte ohne Soßen entspricht. Selbst wenn ein Schnitzel Wiener Art auf der Speisekarte nicht zu finden war, hatte ich in

der Gaststätte keine Scheu zu fragen, ob die Möglichkeit der Zubereitung dieses Gerichts für mich bestand. Jeder Koch dürfte in der Lage sein, ohne großen Aufwand dieses Standardgericht auf den Teller zu zaubern, so dass bei dieser Art der Fragestellung kein schlechtes Gewissen bei mir im Anflug war.

Bei Familienurlauben hatten meine Eltern oft eine Ferienwohnung gebucht und abends ging es dann zum Tagesausklang zur kulinarischen Verwöhnung in ein Lokal, damit auch meine Mutter wirklich Urlaub hatte und nicht auch noch kochen musste.

Es war keine Seltenheit, wenn bei einem zweiwöchigen Urlaub mangels Alternativen auf der Speisekarte meine Bestellung auf „Schnitzel Wiener Art mit Pommes und Salat" lautete. Bei dieser Auswahl konnte ich sichergehen, dass kein Gramm Soße sich auf den Teller verirrt, da bei Soßengerichten immer das Risiko besteht, dass die Soße den Teller dominiert und nicht lediglich ein kleiner Soßenklecks, seitlich angerichtet oder gar separat bereitgestellt, vorzufinden ist. Ein schwimmendes Essen entspricht überhaupt nicht meinem Gusto.

Bei unserer standesamtlichen Trauung haben wir – anders als bei unserer separat ausgerichteten kirchlichen Trauung – für die Gäste ein Menü im Lokal servieren lassen und nicht die Hektik des Buffets gewählt. Zum Hauptgang wurde ein Schnitzel serviert, aber dem Anlass entsprechend kein Schnitzel lediglich Wiener Art, sondern ein Wiener Schnitzel, so dass Kalbsfleisch und nicht Schweinefleisch den Gaumen verwöhnen durfte.

Statt Pommes Frites wurden dem festlichen Charakter des Tages gebührend als Beilage sogenannte Wedges, auch als Kartoffelspalten bekannt, dargereicht.
Auch bei der kirchlichen Trauung, als es auf dem Buffet verschiedene Hauptgerichte zur Auswahl gab, bestand eine der Alternativen aus dem Wiener Schnitzel.
Auch heute ist dieses Gericht immer noch der Notnagel, wenn auf der Speisekarte sonst nichts zu finden ist, was klassischerweise ohne Soße gut mundet.

42. Beruf

Ich liebe meinen Beruf als Juristin, der meinem Gehirn, das nach geistiger Nahrung und Betätigung im sprachlichen Sektor lechzt, die Möglichkeit bietet, sich im Alltag durch Gedankenleistung auszutoben und an Lösungen zu tüfteln. Der Beruf gibt Kraft und Struktur, zumal bei mir eine recht freie Planung des Arbeitsalltags möglich ist. Ohne eine sinnvolle Tagesstruktur mit einer Aufgabe, die einen erfüllt, ist man nur ein halber Mensch.
Allerdings ist es schwierig, die richtige Balance zu finden und auch mal von der Möglichkeit der Prokrastination Gebrauch zu machen, um die eigenen Grenzen einzuhalten. Die Kontrollinstanz im Kopf versucht jedoch die Zeit so zu kalkulieren, dass alle Aufgaben in der selbst gesetzten Zeitspanne zu bewältigen sind. Wenn dieses

Ziel jedoch nicht erreicht ist, hat die eigene Kontrolle defizitär gearbeitet.

Diese Balance zwischen wirklicher Notwendigkeit der sofortigen Erledigung oder der Möglichkeit ohne Nachteile auch mal etwas später zu erledigen gilt es für mich noch besser zu erarbeiten und auch mal „Nein“ sagen zu können und dann den Erfolg zu verspüren, dass durch ein „Nein“ die Welt für niemanden untergeht.

Für jedes Problem lässt sich eine Lösung finden. Eine Instanz, die absolut eine Einordnung von Entscheidungen in die Kategorie „richtig“ oder „falsch“ trifft, gibt es nicht. Auch Gesetze und Verordnungen ändern sich.

Gerade die Corona-Pandemie mit den Myriaden von Änderungen der Verordnungen der Bundesländer zeigt, dass Einschätzungen einem stetigen Wandel unterlegen sind, die von verschiedenen Faktoren beeinflusst werden. Vielleicht scheint es angebrachter, in den Kategorien „vertretbar“ oder „nicht vertretbar“ die Gedanken auszurichten, um ein „Nein“ leichter für mich formulieren zu können.

Es ist etwa auch unmöglich einzustufen, ob es richtig oder falsch ist im beruflichen Leben offen mit der Diagnose Asperger-Syndrom umzugehen. Im Vorfeld konnte ich nur gedanklich eruieren, wie potentielle Reaktionen ausfallen könnten bzw. welche Schwierigkeiten oder Nachteile ich zu erwarten hätte.

Selbst wenn mich bislang nur positive Erfahrungen im offenen Umgang mit der Diagnose begleitet haben, ist dies keine Garantie dafür, dass dieser Zustand nunmehr in Stein gemeißelt ist.

43. Vertrauen

Es fällt mir schwer, Vertrauen zu anderen Menschen aufzubauen.
Zum einen kommt hier mein Perfektionismus ins Spiel, so dass ich bereits hohe Anforderungen an den Begriff Vertrauen stelle. Vertrauen gibt es nur ganz oder gar nicht. Halbe Sachen in puncto Vertrauen sind nicht hinnehmbar. Ich muss mir, um einer Person absolut zu vertrauen, sicher sein, dass das Anvertraute, falls von mir als Geheimhaltung gewünscht, auch wirklich nicht anderen zugetragen wird. Zu dieser Sicherheit zu gelangen ist jedoch nicht einfach, da Restzweifel im Gedankenlager oft vorzufinden sind.
Zum anderen kommt neben meinem hohen Anspruch an Vertrauen als Diffizilität hinzu, dass ich durch meine Schwierigkeiten im Anbahnen von Kontakten überhaupt nur schwer eine Basis aufbauen kann, die bereits die Schwelle erreicht, um beurteilen zu können, dass eine Person als Vertrauensperson angesehen werden kann.
Vertrauen ist zudem vielschichtig. Es gibt verschiedene Facetten des Vertrauens und mithin sind auch Abschichtungen dahingehend möglich, dass nur für bestimmte Teilbereiche eine Person ins Vertrauen gezogen werden

kann und für andere Aspekte diese hingegen nicht als geeignete Vertrauensperson erscheint.
Vertrauen äußert sich im Alltag nicht lediglich darin etwas zu entäußern und darauf zu vertrauen, dass andere Personen dies, falls gewünscht, für sich behalten.
Vertrauen spielt z.B. auch im Straßenverkehr eine Rolle. Beim Einsteigen in öffentliche Verkehrsmittel vertrauen die einsteigenden Personen in der Regel darauf, dass der Fahrer aktuell in der Lage ist, das Fahrzeug sicher zu führen, und etwa nicht zuvor Alkohol konsumiert hat oder vor Übermüdung die Augen nicht offenhalten kann. Auch an der Kasse im Supermarkt zählt der Kunde nicht immer das Wechselgeld nach und vertraut mithin dem Kassenpersonal, das Wechselgeld korrekt berechnet zurückgegeben zu haben.
Beim Essen im Restaurant vertraut der Gast darauf, dass das Essen unter angemessenen hygienischen Bedingungen zubereitet wurde.
Ein Fahrradfahrer, der keinen Fahrradhelm aufsetzt, vertraut darauf, dass es nicht zu einem Unfall kommt, bei welchem er auf den Kopf stürzt.
Dies sind nur Beispiele, um aufzuzeigen, dass der Begriff des Vertrauens einer genauen Betrachtung bedarf.
Hinsichtlich Vertrauenssituationen, die nicht auf kommunikativer Basis beruhen, besteht für mich keine besondere Schwierigkeit. Ich mache mir z.B. an der Kasse im Supermarkt selbst keine Gedanken darüber, dass das Wechselgeld nicht korrekt sein könnte. Ich vertraue einfach darauf, dass alles seine Richtigkeit hat, zumal die

Kassenkraft selbst keinen Vorteil dadurch hätte, wenn am Abend die Kasse nicht stimmt.
Wem ich welche Information anvertrauen kann, ist hingegen eine Gratwanderung. Ich habe keine Garantie, dass das entgegengebrachte Vertrauen nicht missbraucht wird. Dies lässt ein Gefühl der Unruhe in mir entstehen. Ich kann mir, wenn einmal die Worte in Richtung auf mein Gegenüber die Lippen verlassen haben, dann keine Sekunde mehr sicher sein, ob das Anvertraute nicht doch noch einen größeren Personenkreis erreicht.
Mithin fällt es mir schwer, mich einfach fallen zu lassen und mich auf fremden Händen tragen zu lassen. Eine absolute Garantie gibt es im Leben jedoch nicht.
Sicher ist nur, dass jeder Mensch einmal sterben muss. Alles andere ist nicht zu 100 Prozent vorhersehbar und basiert mithin lediglich auf einer Prognose. Man hat es lediglich selbst in der Hand, die Prognose auf eine möglichst breite und tragfähige Tatsachenbasis zu stellen, damit die Prognose ein hohes Maß an Wahrscheinlichkeit erreichen kann. Diese Einstellung zu erreichen, ist jedoch kein einfacher Weg.

44. Pünktlichkeit

Unpünktlichkeit verträgt sich nicht mit meiner getakteten Lebensweise und meinen Vorstellungen von einem

geordneten Zusammenleben. Ich lege großen Wert darauf, selbst pünktlich zu Terminen zu erscheinen.
Bei einem Arztbesuch etwa erscheine ich lieber einige Minuten zu früh an der Anmeldung, als dass die Arztpraxis in ihrer zeitlichen Tagesplanung einen Wirbelsturm erlebt, wenn jeder einbestellte Patient nicht zu der vereinbarten Uhrzeit bereits aufrufbereit im Wartezimmer sitzt.
Bei einer privaten Einladung allerdings darf eine kultivierte Pünktlichkeit jedoch nicht in einer zu großzügigen Auslegung des Terminus Pünktlichkeit münden. Es ist etwa vermessen, zu einer Einladung zum Abendessen statt wie vereinbart um 19 Uhr bereits um 18.45 Uhr zu erscheinen.
Ein solch weites Verständnis von Pünktlichkeit kann den Gastgeber in die Bredouille bringen, dass er noch nicht der Garderobe die nötige Aufmerksamkeit geschenkt hat bzw. noch nicht alle Vorbereitungen, die der Gastgeber in Ruhe noch vor Erscheinen des Gastes treffen wollte, in das Stadium der Erledigung getreten sind.
Ein absolutes No-Go ist es, wenn jemand, der zu spät kommt, eine fehlende Ehrlichkeit an den Tag legt bzw. juristisch gesprochen keine fehlende Reue bzw. Schuldeinsicht zu erkennen gibt.
Kein Mensch ist unfehlbar. Es gibt durchaus triftige Gründe, die ein Erscheinen zu einem späteren als der vereinbarten Uhrzeit rechtfertigen können und von dem Wartenden bei einer vorhandenen gesunden Respektbarriere auch zu akzeptieren sind.

Wer etwa mit dem Zug anreist und unvorhergesehen mit Fahrplanänderungen konfrontiert ist, hat eine nachvollziehbare Entschuldigung für den Wartenden an der Hand. Leider ist es in puncto Verspätung nicht mehr bei jedem in der Bevölkerung Usus, eine Verspätung, sofern moderne Kommunikationsmöglichkeiten wie Mobiltelefone usw. zur Verfügung stehen, rechtzeitig der ansonsten ohne diesen Wissensstand wartenden Person in Ankündigung zu bringen.
Wenn jeder kommen und gehen würde, wann es ihm passt ohne Rücksichtnahme auf vereinbarte Uhrzeiten, käme dies einem Leben in der Welt von Pippi Langstrumpf gleich, die sich die Welt macht, wie sie ihr gefällt.
Pippi Langstrumpf hat durchaus Qualitäten, um als Vorbild zu dienen, etwa was Schlagfertigkeit und Mut betrifft. Allerdings gilt dies nicht für den Aspekt des pünktlichen Erscheinens.
Leider reagiere ich selbst nicht gelassen genug und vergeude mithin unnötig Energie, wenn ich die Rolle des Wartenden einnehme. Besser wäre es, die Situation gelassen zu nehmen mit der Einstellung, dass es nicht meinem Einflussbereich unterliegt, um wie viel Uhr die andere Person eintrifft.
Ich habe es jedoch selbst in der Hand, wie ich mit der Wartezeit umgehe bzw. wie ich es handhabe, wenn sich meine Rolle als Wartender in bestimmten Konstellationen als Dauerzustand herausstellen sollte. Diese Gelassenheit würde ich mir für mich für die Zukunft wün-

schen, da ein sich Ärgern in Situationen der Unpünktlichkeit Kraftreserven anzapft und mithin diese Energie für andere Dinge fehlt.

45. Uhr

Ohne Armbanduhr am Handgelenk könnte ich schwer durch den Tag kommen. Auch wenn ich keine Strichliste führe, wie oft am Tag der Blick auf die Uhr wandert, kommen bei realistischer Einschätzung einige Striche zusammen, auch wenn ich darauf nicht stolz bin und mir diesen Blick lieber abgewöhnen würde.
Der Blick auf die Uhr ist ein Zeitfresser. Nicht jede Blickzuwendung gibt in einer Kosten-Nutzen-Rechnung betrachtet einen solchen Informationsgewinn ab, der sich ökonomisch rechnen würde. Da ich sowieso über ein sehr gutes Zeitgefühl verfüge und auch ohne, dass die Augen auf die Uhr sehen, eine Uhrzeit gut einschätzen kann, könnte ich mir mehr Lebensqualität erarbeiten, wenn die Uhr in geringerer Frequenz im Tagesablauf von mir konsultiert würde.
Zu Zeiten, als ich noch nicht über eine Ersatzarmbanduhr verfügt habe, mussten andere Familienmitglieder in die Bresche springen und mir ihre Armbanduhr ausleihen, bis meine Uhr wieder den Zustand der Benutzbarkeit erreicht hat, was in der Regel nach einem Batteriewechsel am gleichen Tag im Uhrengeschäft der Fall war.

Auch setze ich mir selbst innere Zeitfenster, in welcher Zeitspanne welche Tätigkeit ihre Erledigung finden muss. Dies führt jedoch gelegentlich zu einem unnötigen inneren Druck, wenn die Zeitabläufe nicht wie geplant eingehalten werden können.
Im Zusammenhang mit dem Stichwort „Uhr" bzw. „Zeit" ist in Erwähnung zu bringen, dass ich kein Verfechter des Beibehaltens der zweimal im Jahr stattfindenden Zeitumstellung bin. Mein Biorhythmus wird durch ein mehr bzw. weniger an Zeit von einem Orkan befallen und im Frühjahr habe ich in der Regel eine Woche daran zu knabbern.

46. Innere Ordnung / äußere Unordnung

Auch wenn mein Leben von der Denkstruktur und in den Abläufen eine Struktur braucht, um durch gleiche Abläufe und wenig Unvorhergesehenes einen haltgebenden äußeren Rahmen zu haben, überträgt sich diese Denkweise nicht auf die Handhabung von Ordnung in Räumlichkeiten.
Ein penibel aufgeräumter Schreibtisch auf der Arbeit oder zu Hause ist bei mir nicht vorzufinden, allerdings herrscht auch kein Chaos vor, sondern es liegen einfach einige Dinge auf dem Schreibtisch herum und den Gegenständen ist auch nicht ein spezieller Platz zugeordnet.

So werden beispielsweise Stifte nicht gesammelt in einem Behältnis aufbewahrt, sondern Kugelschreiber liegen durchaus auch an verschiedenen Stellen auf dem Schreibtisch.
In der Küche hingegen müssen aber bestimmte Utensilien in der Regel denselben Platz haben, um nicht jedes Mal aufs Neue den Denkapparat in Gang setzen zu müssen, wo welcher Gegenstand aufzufinden ist. Abläufe werden durch eine solche Handhabung der Platzwahl vereinfacht und es stellt sich eine gewisse Routine ein, die beruhigend auf das Gemüt wirkt.
Auch mein Schriftbild besticht nicht durch geordnete Schriftzüge, sondern lässt sich umgangssprachlich gesprochen eher als „Sauklaue" einordnen.
So wurde mir im Studium nach Rückgabe einer Klausur von der korrigierenden Person die Kunde zugetragen, dass ich für eine Frau eine ziemliche „Sauklaue" habe.
Von da an habe ich in Klausuren den Füller in Benutzung genommen, da mein Schriftbild bei Verwendung dieser Gattung von Stift einen besseren optischen Eindruck hinterließ.

47. Ästhetik

Meine Wahrnehmung ist zwar in bestimmten Dingen als übergenau einzustufen, etwa was das Thema Sprache betrifft. In anderen Punkten sehe ich jedoch nicht bzw.

es fällt mir schwer zu sehen, welch bezaubernde Vielfalt gerade die Natur oder eine kunstvoll garnierte Inneneinrichtung dem Empfängerhorizont darbietet.
Da ich die Pflanzen bei uns zu Hause im Garten nicht selbst gesetzt habe, könnte ich etwa auf eine spontane Frage hin, welche Blumen bei uns zu Hause im Garten ihr Leben verbringen, nicht mit einer Antwort im Sinne einer Aufzählung der Blumen aufwarten. Obwohl ohne Blumen der Garten in seiner Prächtigkeit eine Einbuße erleiden würde, entgehen meiner Wahrnehmung solche Verschönerungen der Welt.
Auch kann ich mit einem Blumenstrauß als Geschenk wenig anfangen, da ich ein erwärmendes Empfinden bei Betrachtung der Blumen nicht spüre.
Um dies nicht misszuverstehen: Ich habe nichts gegen Blumen und finde diese auch schön. Nur spüre ich dies nicht innerlich und spüre keine Freude oder kann diese nicht zeigen bei Betrachtung der Blumen.
Selbst bei meiner Hochzeit habe ich die Auswahl des Blumenschmucks für die Tischdekoration delegiert, da ich keine Vorlieben für bestimmte Pflanzen habe bzw. mir es nicht wichtig erscheint, ob nun die Blumen auf dem Tisch eine bestimmte Farbe bzw. bestimmte Form haben.
Auch die Zusammensetzung des Brautstraußes fiel nicht in meinen Aufgabenbereich. Vielmehr kam meiner Mutter die Aufgabe der Auswahl des Braustraußes zu und ich wüsste auch heute nicht mehr, welche Blumen den Strauß zierten.

Dekoration in Geschäften, Restaurants usw. sind ebenfalls häufig in meinen gängigen Beobachtungen ausgeblendet und ich müsste aktiv den Steuerungshebel im Gehirn bedienen, um eine Aufnahme zu starten, es sei denn, ich würde ohne konkreten Einkaufszweck das Geschäft aufsuchen und lediglich gezielt darin lustwandeln.
Ein Besuch in einem Museum, in welchem Gemälde den Schwerpunkt der Darbietungen darstellen, ist daher für mich ebenfalls kein großes Vergnügen. Für mich sehen die Bilder im Wesentlichen gleich aus und mir fehlt die Gabe, die Besonderheiten, die im Detail stecken, aufzusaugen. Ein Bild wird von mir aus der Sichtweise der Fakten wahrgenommen, was genau zu erkennen ist, ohne in die Tiefe zu steigen, was der Maler damit ausdrücken möchte. Insbesondere vertiefe ich mich nicht gedanklich dahingehend in das Bild, welche Gefühle das Bild dem Betrachter übermittelt.
Durch die Diagnose des Asperger-Syndroms ist mir jedoch ins Bewusstsein gelangt, dass ein Zusammenhang meiner Defizite im Bereich der sinnlichen Wahrnehmung mit der Diagnose zu sehen ist.
Bei mir herrscht als Ausprägung des Asperger-Syndroms eine stark formalistische Herangehensweise an das Leben vor und auch meine Wahrnehmung orientiert sich eher an formalen Dingen als an durchaus wichtigen Kleinigkeiten, die den Alltag bunt und schön machen.

48. Heiß und kalt

Gerade im Zusammenleben mit meinem Ehemann merke ich, dass er unter einem heißen Essen oder einem heißen Getränk etwas anderes versteht als ich.
Was für mich nur als lauwarm einzustufen ist, fällt bei meinem Mann noch in die Kategorie heiß.
Für mich muss die „warme Mahlzeit" am Tag „heiß" sein, damit ich die Nahrungsaufnahme als Genuss empfinde.
Im Restaurant habe ich auch durchaus schon einmal ein Essen, das nur noch lauwarm war, zurückgehen lassen, wenn wirklich ein deutlicher Abkühlungsprozess bereits stattgefunden hat.
Von daher bin ich kein Fan von Buffets. Die Warmhaltebehälter sind zwar eine gute Erfindung. Allerdings kann ein Buffetessen vom Wärmeniveau nicht mithalten mit einem Essen, das unmittelbar vor dem Schöpfen noch auf dem Herd im Topf gekocht hat.
Die Wärmebehälter sind einem ständigen Auf- und Zumachen der Deckel ausgesetzt. Teilweise lassen die Buffetbesucher die Deckel gleich offen.
Auch kommt es zu zeitlichen Verzögerungen bis zur Einnahme des Essens am Platz, wenn man nach und nach bei mehreren warmen Speisen anstehen muss und mithin mehrere Minuten vergehen, bis der Teller mit den gewünschten Speisen überhaupt gefüllt ist.
Insofern stoßen Buffetabende im Hotel bei mir nie auf Begeisterung, da ich weiß, dass mich an solchen Aben-

den kein heißes und auch kein warmes Essen, sondern in der Regel nur ein lauwarmes Essen erwartet.
In Cafés ist auch manchmal zu beobachten, dass das „Heißgetränk" mit deutlicher Vorlaufzeit vor dem Kuchen serviert wird. Für mich ist dies ein Unding, da ich den Tee oder Kaffee zum Kuchen trinken möchte und durch das zeitlich versetzte Darreichen der Bestellung an den Tisch das Heißgetränk nicht mehr heiß ist, sondern bereits deutliche Wärmeeinbußen erlitten hat.
Ich habe keine Scheu, bereits bei der Bestellung höflich darum zu bitten, dass Heißgetränk und Kuchen entweder zusammen serviert werden sollen oder dass der Kuchen vor dem Heißgetränk, aber keinesfalls andersherum serviert wird.
Auch im Restaurant ist dieses Phänomen der deutlich zeitlich versetzten Essensausgabe an den Tisch zu beobachten, insbesondere wenn die Gäste am Tisch verschiedene Gerichte bestellt haben.
Wenn ich in Begleitung essen gehe, möchte ich auch zur gleichen Zeit mit der Begleitperson bzw. den Begleitpersonen das bestellte Essen einnehmen. Es gibt zwar die Möglichkeit, dass die Person, die zuerst das Essen serviert bekommt, mit dem Essensbeginn wartet, bis alle am Tisch ihr bestelltes Gericht vor sich haben.
Sofern mich die Rolle des Wartenden trifft, gebietet es für mich der Respekt, mit dem Essen noch nicht anzufangen, auch wenn ich dadurch kein heißes Essen mehr genießen kann.

Insofern begrüße ich es immer, wenn die Bestellungen nicht zu sehr voneinander abweichen und mithin eine realistische Chance besteht, dass ohne großen Zeitverzug jedem sein Essen am Tisch kredenzt wird.

49. Schmuck

Meiner formalen Denkweise geschuldet ist wohl auch die Tatsache, dass ich, zumindest wenn man in bestimmten Klischees denkt, mich an meinem Körper nicht mit Schmuck ausstatte.
Der Mensch kommt ohne Schmuck auf die Welt. Schmuck erfüllt keine Funktionen, die ein Mensch zum Überleben braucht. Schmuck, der durch das Tragen lediglich den Zweck des Aufschmückens der eigenen Person bzw. des Zurschautragens in die Öffentlichkeit erfüllt nach dem Motto „schaut her, ich kann mir diesen Schmuck leisten, ich bin wer", widerspricht der Natürlichkeit eines Menschen.
Die Wertschätzung der Körperteile gerät dadurch ins Hintertreffen. Nicht Schmuck macht den Mensch reich, sondern die inneren Werte, zu denen man selbst steht und die man nach außen lebt.
Der einzige Schmuck, den ich trage, ist der Ehering. Ich sehe den Ehering auch nicht direkt als Schmuck im engeren Sinne an.

Der Ring schmückt nicht meinen Finger, sondern steht als Symbol für die Verbundenheit zu meinem Mann. Eine Aufwertung des Äußeren durch gewisse optische Reize durch Zurschaustellen eines Accessoires ist mithin mit dem Tragen des Eherings nicht verknüpft.
Außer beim Kauf des Eherings habe ich mich in meinem Leben rückblickend wohl noch nie ein Schmuckgeschäft begeben, um eine Kette oder einen Ring zu kaufen.
Für die Hochzeit habe ich mir lediglich eine schlichte Kette in einem Gemischtwarenladen gekauft, mehr jedoch auf Anraten anderer Personen, um das äußere Erscheinungsbild abzurunden. Ich bin auch kein Fan von Brautkleidern, sondern ich folgte hier den Gepflogenheiten und den Traditionen in der Gesellschaft, dass man zur kirchlichen Trauung als Frau in einem weißen Brautkleid in Erscheinung tritt.
Ich besitze zwar einige Ketten. Diese sind jedoch das Resultat von Geschenken zu bestimmten Anlässen wie etwa der Konfirmation. Insofern fristen diese Ketten derzeit ihr Dasein in der Schublade in einem Kasten. Trennen möchte ich mich von diesen Geschenken nicht, da gerade ein Konfirmationsgeschenk einen hohen symbolischen Wert hat.

50. Kleidung

Das Tragen eleganter Kleidung ist mir wesensfremd. Am liebsten laufe ich in T-Shirt und Jeans sowie an den Füßen equipiert mit Turnschuhen herum, auch soweit möglich auf der Arbeit.

Meine recht legere Kleidung hat auch schon dazu geführt, dass ich z.B. im Alter von Ende 20 beim Kauf eines Füllers in einem Schreibwarengeschäft die Frage entgegennahm, ob ich den Füller für die Schule benötige. Es ist wohl doch etwas dran an dem Ausspruch, dass Kleider Leute machen.

Ich vermutete, dass ich durch meine sportliche Kleidung und die Abwendung vom äußeren Erscheinungsbild „feine Dame" mich „normal", eher im Sinne von „einfach" fühlen möchte, da meine Denkwelt schon mit vielen Komplikationen behaftet ist und mithin nicht noch das Exterieur überladen werden muss.

Schon eine gewisse Kleiderordnung in Hotels widerstrebt mir.

In einem Hotel, in welchem wir bereits mehrmals zu Gast waren, ist etwa eine Formulierung in der Gästemappe dahingehend zu lesen, dass bei dem einmal in der Woche stattfindenden Candle-Light-Dinner um „angemessene" Kleidung gebeten wird, damit der Gast selbst dazu beitragen kann, den Abend noch mehr aufzuwerten.

Angemessen ist ein weiter Begriff, so dass ich dafür z.B. die Auslegung wähle, dass ich natürlich nicht in kurzen

Hosen erscheine, aber es etwa nicht eines Sakkos oder einer Bluse bedarf, sondern dass Jeans und Poloshirt mit Turnschuhen durchaus eine dem Abend entsprechende Kleidung darstellen können.
Ich lasse mich nicht verbiegen und lebe meinen eigenen Stil.
In meinem Kleiderschrank ist auch kein übermäßig reichhaltiger Fundus an Kleidungsstücken zu finden.
Auch trage ich manche Kleidungsstücke über mehrere Jahre und rangiere mithin nicht nach jeder Saison T-Shirts oder Hosen aus. Erst wenn die Kleidung völlig abgewaschen ist, wird sie in den Ruhestand geschickt.

51. Musikhören

Auch wenn ich selbst sehr viele Musikinstrumente gelernt habe und ein Faible für Musik habe, höre ich zu Hause so gut wie keine Musik. Wenn dies doch einmal der Fall ist, z.B. wenn ich arbeitsunfähig krank im Bett oder auf dem Sofa liege, laufen ausgewählte Lieder unter Einsatz der Repeat-Taste in der Dauerschleife. Vielfach fällt die Auswahl auf ruhige Stücke mit besinnlichem Charakter.
Da mein Mann im Hintergrund beim Lesen oder Spielen oder auch zum Einschlafen gerne Musik hört und ich ihm nicht ständig das Hören von Musik unter dem Einsatz von Kopfhörern zumuten möchte, gibt es selbstver-

ständlich bei uns zu Hause Kompromisse dahingehend, dass beruhigende Musik durchaus im Hintergrund beim Lesen laufen kann oder Musik jeder Art, wenn ich gerade in der Küche bin und koche und somit keine geistige Marathonleistung absolviere, für die ich absolute Stille wertschätzen würde.

Auch sieht ein Kompromiss manchmal so aus, dass ich die Ohrstöpsel in Verwendung nehme, um die Musik nur in gedämpfter Form zu hören.

Bei Autofahrten möchte ich selbst auf eigenen Wunsch hin Musik hören.

Als Beifahrer ist Musikhören dann jedoch die Hauptbeschäftigung, so dass die Konzentration auf die Musik ausgerichtet ist und diese nicht wie bei Hintergrundmusik ein Schattendasein fristet.

Da mein Mann keine Einwände dagegen hat, dass in der Regel über mehrere Wochen die Musikauswahl bei den Fahrten am Wochenende zum Wandern keinem Wechsel unterworfen wird, ist hier wieder im Alltag eine gewisse Ordnung vorhanden, die das Gehirn entlastet und mithin beim Einsteigen ins Auto nicht noch Gehirnschmalz für die Liedauswahl aufgewandt werden muss.

52. Tassen

Ich hege eine Vorliebe dafür, für bestimmte Anlässe jeweils eine bestimmte Tasse zum Tee- bzw. Kaffeetrinken zu benutzen.

An Arbeitstagen benutze ich für den morgendlichen Kaffee eine andere Tasse als am Wochenende.

Das gleiche gilt für die Müslischüssel, die am Wochenende nicht der verwendeten Schüssel an Arbeitstagen entspricht.

Klarstellend ist hier zu erwähnen, dass ich mit dem Begriff Arbeitstage solche Tage meine, an denen ich meiner beruflichen Arbeit nachkomme, denn Hausarbeit, zumindest im Sinne von Kochen oder Frühstück anrichten, fällt auch am Wochenende an, so dass man je nach Auslegung auch die Tage am Wochenende oder einen Feiertag als Arbeitstag einstufen könnte.

Abends nach dem Abendessen trinke ich jeden Abend einen Beruhigungs- oder Schlaftee. Auch diesem Abendtee ist eine eigene Tasse gewidmet, die ausschließlich für diesen Abendtee in Verwendung genommen wird.

Dem Nachmittagstee am Wochenende, der gewöhnlich nach dem Mittagsschlaf von mir eingenommen wird, ist wiederum eine spezielle Tasse vorbehalten.

Zum Glück ist bei uns die Spülmaschine jeden Abend doch so weit gefüllt, dass es sich lohnt, diese anzuschalten, damit mein Tassensystem auch ohne Spülen von Hand eingehalten werden kann.

Diese Handhabung der Tassenauswahl führt zu einer Entlastung des Gehirns. Ich muss mithin nicht nachdenken, für welche Tasse ich mich entscheide, da sich mittlerweile ein Automatismus beim Griff in den Tassenschrank eingestellt hat.

53. Corona

Aus meiner Perspektive als Asperger-Autist war die Anfangszeit der Corona-Krise mit den staatlich verordneten Einschränkungen hinsichtlich sozialer Kontakte nicht mit wesentlichen Einbußen an Lebensqualität für mich verbunden.
Für mich ergaben sich sogar Vorteile durch den Wegfall von bestimmten geselligen Zusammenkünften. Zu nennen ist hier z.B. der Betriebsausflug oder sonstige Feierlichkeiten in größerem Rahmen. Auch wurde das Fortbildungsangebot um Onlinefortbildungen erweitert, was eine Teilnahme für mich erheblich vereinfachte durch die Distanz, die der virtuelle Rahmen bot.
Während der Hochphasen der Corona-Pandemie konnte ich meine Abläufe in der Tagesstruktur beibehalten und war mithin nicht merklich von den Einschränkungen betroffen.
Mich begleitete jedoch weiterhin eine Angst vor der Quarantäne im Falle einer Infizierung mit dem Coronavirus bei keinen oder nur geringen Symptomen. Alleine

die Vorstellung, dass ich, wenn ich nicht bettlägerig krank bin, nicht außerhalb des Gartens spazieren gehen dürfte und mithin an das Haus nebst Garten gefesselt wäre, bereitet mir Bauchschmerzen. Ich wüsste nicht, ob und wie ich dieses Durcheinanderwirbeln meiner Abläufe und meinem Drang nach Bewegung in der Weite der Natur durchstehen würde.
Von daher bin ich sehr froh, dass mittlerweile die Quarantänezeiten eine Verkürzung erfahren haben und enge Kontaktpersonen keiner verpflichtenden strikten Quarantäne unterworfen sind.
Auch das Tragen eines Mund-Nasen-Schutzes hatte neben eigentlichen gesundheitlichen Zwecken den Vorteil, dass meine Mimik im Verborgenen bleiben konnte. Meine Mimik ist nicht sehr abwechslungsreich und manchmal nicht zu 100 Prozent passend zu jeder Situation. Ein Lächeln erblüht z.B. nicht sofort bei jeder lustigen Wahrnehmung auf meinen Lippen. Insofern fielen im Rahmen der Kommunikation die Ebene der Mimik und die damit verbundenen Schwierigkeiten nicht sofort negativ für andere Personen auf.

54. Halt

Was gibt Halt im Leben?
Diese Frage stelle ich mir recht oft, da ich versuche, mir ein Lebensgerüst zu erarbeiten, welches stabil gebaut ist

und nicht lediglich auf einer Stütze basiert, so dass im Falle des Wegbrechens eines stützenden Pfeilers nicht das gesamte Gerüst zum Einsturz gelangt.

Früher habe ich immer gedacht, ich schaffe es, auch alleine durch das Leben zu gehen.

Dies ist jedoch eine Fehleinschätzung, da ich merke, dass Personen einen immensen Halt geben können.

Der Mensch kommt auch nicht alleine auf die Welt und ist mithin von Geburt an durch die Nabelschnur mit einer Person verbunden.

Ohne meinen Ehemann hätte ich es mit Sicherheit nicht geschafft, nach der Krise im Studium einen anderen Lebensweg weg aus der Isolation einzuschlagen und auch die Vielfalt des bunten Lebens betrachten zu können.

Insofern bedarf es eines gewissen sozialen Netzwerkes als wichtiger Stütze im Leben. Das Netzwerk muss nicht groß sein, zumal ein zu großes Netzwerk auch überfordern kann.

WhatsApp-Kontakte, die lediglich zum Geburtstag den Satz „Herzlichen Glückwunsch zum Geburtstag“ schreiben und ansonsten mit diesen Kontakten keine Kommunikation über das Jahr verteilt stattfindet, zähle ich auch nicht als Kontakte im engeren Sinne.

Wichtige Stützpfeiler stellen für mich auch mein Beruf und meine Hobbys dar. Diese beiden Säulen dienen dazu, überhaupt eine Tagesstruktur zu haben mit jeweiligen Tageszielen vor Augen.

Allgemein hilft es mir auch, Ziele vor Augen zu haben, seien es Nahziele, die noch den gleichen Tag betreffen,

oder auch Fernziele, allerdings nicht über das aktuelle Jahr hinaus. Solche Fernziele sind etwa im Januar bereits die Vorfreude auf den Sommerurlaub, der auch gewöhnlich bereits im Januar gebucht wird.
Ein zu weiter Blick in die Zukunft wäre mir prognostisch gesehen mit zu vielen Unwägbarkeiten behaftet, so dass die Planung gedanklich bei mir in der Regel nie weiter als ein Jahr im Voraus abläuft.

Halt im Leben kann man meines Erachtens nur erreichen, wenn man selbst Haltestellen im Leben anfährt und auch eine angefahrene Haltestelle den Namen „Rast, Ruhe oder Pause“ trägt.
Das Leben ist daher vergleichbar mit der Fortbewegung im Straßenverkehr. Bereits für Lkw-Fahrer sind gesetzlich bestimmte Lenkzeiten und Ruhezeiten vorgeschrieben, da von Natur aus der Mensch nicht auf Dauerbetrieb ausgelegt ist.
Die Stoppschilder sind im eigenen Leben jedoch nicht fest im Boden verankert und sind mithin als mobile Schilder zu betrachten.
Insofern muss jeder sein Stoppschild selbst platzieren und zwar bereits so rechtzeitig, dass es nicht zu einem Unfall kommt, bei dem der eigene Körper physisches oder psychisches Leid erfährt.
Auch sind die Stoppschilder regelmäßig einer Überprüfung zu unterziehen, ob der Platz noch angemessen ist oder ob die Verkehrssicherheit nicht ein Vorversetzen

des Schildes erfordert oder gar eine Akkumulation von Schildern zur besseren Wahrnehmung.
Halt zu finden im Leben setzt zudem voraus, mit sich selbst im Einklang zu sein und mithin sich selbst zu akzeptieren und auch die Mitmenschen nicht ändern zu wollen. Nur so kann sich eine innere Zufriedenheit einstellen. Dies ist allerdings kein leichter Prozess, der nicht von heute auf morgen abgeschlossen ist. Auch ich befinde mich noch ohne erfolgreichen Abschluss in diesem Prozess.

55. Was denken die anderen

In meinem Prozess der Selbstfindung nach Erhalt der Diagnose versuche ich immer mehr die Einstellung zu verinnerlichen, dass es mir egal ist, was andere über mich denken.
Ich bin ich, ich habe meine Eigenheiten und Besonderheiten, die meine treuen Weggefährten sind. Andere müssen mich nicht nett finden oder alles gutheißen an mir.
Wichtig ist, dass ich zu mir stehe und ich mich selbst, so wie ich bin, akzeptiere.

Wenn ich etwas an mir ändern will, dann mache ich das nur aus eigener Überzeugung und nicht, weil andere

dies erwarten oder für sich zum eigenen Vorteil wünschen würden.
Auch hier habe ich das Ziel noch nicht erreicht, aber es ist ein Ziel, dem ich nachjage, mich von den Meinungen der anderen zu lösen.

Energie kann dadurch eingespart werden und der Energiehaushalt läuft bei Erreichen dieser Einstellung nicht ständig mehr auf Reserve. Energie ist nicht teuer. Sie ist jedoch wertvoll und kann alleine durch Änderung der Einstellung ohne monetäre Aufwendungen in ausreichendem Maße zur Verfügung stehen.

Die Abwendung von der Ausrichtung des eigenen Wertes an der Meinung der anderen kann auch erheblich zur Steigerung des Selbstwertgefühls beitragen.

56. Der Weg nach der Diagnose

Als ich im Alter von 38 Jahren mit meiner Asperger-Diagnose gedanklich bereichert war, stellte sich ein gewisser innerlicher Frieden ein, da das fehlende Puzzleteil endlich seinen Platz gefunden hatte, um das Bild einer für mich akzeptierten Diagnose zu vervollständigen. Auch war ich stolz auf mich, dass ich den Schritt in Richtung Diagnostik gewagt hatte.

Ich kann meine Schwierigkeiten nunmehr besser einordnen und muss nicht mit einer für mich nicht zu akzeptierenden Diagnose wie der sozialen Phobie die weiteren Lebensschritte gehen.
Ich las mich auch in Biographien über Menschen mit Asperger-Syndrom ein. Was ich bisher noch nicht in Angriff genommen habe, aber auch noch nicht auf der gedanklichen Festplatte gelöscht habe, ist eine Kontaktaufnahme etwa im Wege eines (schriftlichen) Austauschs mit anderen Aspies.
Zum weiteren Erlernen von Gesprächstechniken, einem sich Ausprobieren in Übungssituationen im geschützten Rahmen und Ausloten etwaiger Grenzen des Möglichen von kommunikativen Situationen habe ich zahlreiche rhetorische Stunden bei einer Logopädin/Sprecherzieherin durchlaufen, auch im Rahmen einer in-vivo-Therapie.
Die Diagnose sehe ich daher eher als Chance, gezielt meine Probleme einordnen zu können und somit erkennen zu können, welche Begebenheiten aufgrund zu großer Anstrengung zu meiden sind bzw. wie ich in bestimmten Situationen, etwa durch Offenlegen der Schwierigkeiten, besser zurechtkomme.
Auch das soziale Umfeld kann ohne Geheimniskrämerei entsprechend reagieren und die von meiner Seite ausgehenden Hindernisse in der Kommunikation besser einsortieren bzw. durch gezielte Fragestellungen wertvolle Hilfestellungen zur Eingliederung in die Kommunikation leisten.

Gradmesser für eine fehlende Teilnahme an bestimmten Veranstaltungen ist bei mir auch insbesondere die Zahl der anwesenden Personen, die Dauer der Veranstaltung und ob freies Reden im Vordergrund steht oder ob eine gemeinsame Beschäftigung im Sinne einer Vorgabe durch ein Spiel, einen Vortrag, eine Besichtigung den Schwerpunkt des Beisammenseins bildet.

Es gibt mithin keinen Stillstand im Leben, sondern es ist ein stetiges Fortkommen mit neuen Erfahrungen, die auch bei negativer Art einen positiven Nachhall im Sinne der Reflexion für künftige Situationen haben können.

Da ich auf gutem Weg dazu bin, zu meiner Diagnose und meinen Schwächen zu stehen und diese zu akzeptieren, habe ich beim zuständigen Versorgungsamt einen Behinderungsgrad beantragt und auch zugesprochen bekommen.

Ich habe Defizite durch die Diagnose Asperger-Syndrom, so dass ich den Nachweis der festgestellten Behinderung für den Bedarfsfall im Hintergrund zur Hand habe. Mir geht es bei diesem Dokument mehr um die gefühlte Sicherheit, die ich habe, nicht darum, gezielt Rechte in Anspruch zu nehmen, die einem Behinderten zustehen. Ich sehe den Nachweis der Behinderung lediglich als Notbehelf und nicht als ein Pochen auf Rechte.

Auch hilft mir das Vorhandensein der dokumentierten Behinderung zu mehr innerlicher Akzeptanz meines ständigen Begleiters Asperger.

Folgenden Vers aus der Bibel habe ich als Wegbegleiter auserkoren, wenn es gilt Kraft zu schöpfen und Motiva-

tion für neue Schritte in den mentalen Akku zu leiten: „Jesus spricht zu ihm: Steh auf, nimm dein Bett und geh hin!“ (Joh 5, 8).
Durch die Kenntnis der Diagnose hat sich bei mir ein Knoten gelöst. Der Rucksack ist jedoch weiterhin mit meiner Vergangenheit beladen, da sich diese nicht abschütteln lässt. Allerdings ist der Rucksack gefühlt leichter geworden. Vergleichbar einem Wanderer, der bei entsprechend durchtrainiertem körperlichen Zustand einen Rucksack leichter auf den Schultern trägt als ein untrainierter Wanderer, wird durch die Kenntnis der Diagnose die psychische Basis gestärkt und lässt das mitgebrachte Gepäck leichter erscheinen.

57. Was will ich den Lesern mit auf den Weg geben

Jeder Mensch ist individuell und hat seine Stärken und Schwächen und sollte zu diesen stehen. Nur wer sich selbst akzeptiert, kann mit offenen Augen durch die Welt gehen und auch Nächstenliebe leben.
Jeder sollte jedoch auch andere Menschen so annehmen, wie Gott sie geschaffen hat und nicht versuchen, sie nach eigenen Vorlieben zu formen oder ohne nähere Kenntnis in eine Schublade verordnen. Wer sich die Mühe macht, einen Menschen in allen Facetten kennenzulernen, wird wertvolle Frucht ernten.

Man sollte niemals aufgeben. Es lohnt sich, Gipfel zu besteigen, auch wenn der Weg steinig ist und man am Berg auf dem Weg zum Ziel vorab einige Male abrutscht und auch kurzzeitig verwundet ist. Kein Mensch ist bereits als Bergsteiger geboren.
Menschen sollen sich an der Vielfalt in der Gesellschaft erfreuen. Nichts wäre langweiliger, als wenn alles und alle gleich wären.
Es lohnt sich, genau hinzuschauen und Wahrnehmungen zu hinterfragen. Nur wer mühsam sät, wir auch reichlich ernten und auch Geschmack empfinden an Früchten, die bislang dem Geschmackshorizont nicht standgehalten haben. Keine Frucht sollte vorschnell aussortiert werden, sondern erst das Probieren führt zu einem erfüllenden Erlebnis des Gaumens.
Im übertragenen Sinne ist jeder Mensch eine kostbare Frucht und niemand sollte vorschnell Menschen mit Behinderung als weniger wertvoll betrachten. Kein Mensch ist perfekt und jeder Mensch macht Fehler. Dies ist allen Menschen gemein, so dass trotz Individualität eine Gemeinsamkeit besteht.

58. Tipps, um einem Asperger-Autisten die mündliche Kommunikation zu erleichtern

Mündliche Kommunikation mit einem Asperger-Autisten ist für alle Beteiligten kein leichtes Unterfangen. Da in der Gesellschaft viele Leute – was nicht als Vorwurf zu verstehen ist – im Umgang mit Asperger-Autisten Novizen sind, möchte ich vergleichbar mit einem Kochrezept einige Tipps und Tricks aufzeigen, um mündliche Kommunikation für alle Beteiligten schmackhafter und besser verdaulich zu machen.
Eine versalzene Suppe schmeckt nicht. Ein zu viel an Zutaten kann mithin das Geschmackserlebnis negativ beeinträchtigen. Eine zu geringe Gabe von Gewürzen macht die Suppe fad und führt nicht zu einem kulinarischen Hochgenuss. Die richtige Dosierung von Gewürzen ist für ein perfektes Geschmackserlebnis der Gradmesser.
Doch wie findet man die richtige Dosierung für ein rundes Kommunikationserlebnis mit einem „Asperger-Autisten" wie etwa mit mir?

– Die Gesprächsteilnehmer sollten nicht durcheinander reden, sondern dem Gespräch durch ein Kommunizieren nacheinander eine Struktur geben.

– Eine überschaubare Personenzahl in der Gesprächsrunde ist für einen Asperger-Autisten wünschenswert.

– Eine sprunghafte Kommunikation sollte vermieden werden.

– Von weitschweifigen Äußerungen sollte Abstand genommen werden. Die Gesprächsteilnehmer sollten möglichst zügig auf den Punkt kommen.

– Beim Gespräch sollten die anwesenden Personen möglichst einen hohen Anteil an sachlichen/organisatorischen Themen wählen. (Asperger-Autisten mögen oft keinen belanglosen Smalltalk bzw. wissen nicht so recht, wie Smalltalk geht, und empfinden Geplauder ohne sachlichen Bezug als anstrengend.)

– In die Tiefe gehende Gespräche, insbesondere wenn Gefühle kommuniziert werden, sollten optional auf den schriftlichen Kommunikationsweg verlagert werden.

– Gesprächspausen sollten nicht als unangenehm wahrgenommen werden, sondern diese Pausen sollte man bewusst dem Asperger-Autisten geben, damit dieser seine Gedanken sortieren kann. Hilfreich kann es auch sein, wenn der andere gezielt nachfragt, was dem Asperger-Autisten alles gerade durch den Kopf geht. So findet sich für den Asperger-Autisten in der Folge dann nach der Pause schneller ein Wiedereinstieg in die mündliche Kommunikation.

– Von vornherein sollte der zeitliche Rahmen für die mündliche Kommunikation „pur“ nicht zu lang eingeplant werden. Bei längeren Zusammenkünften bieten spielerische Einlagen eine Erholung für das Gehirn, damit dieses in Sachen Reizfilterung entlastet wird, sei es z.B. nur ein Wort-ABC vergleichbar dem Spiel Stadt-Land-Fluss.

– Fragestellungen an den Asperger-Autisten erleichtern diesem den Gesprächseinstieg. Bevorzugt sollten präzise gestellte, offene Fragen gewählt werden, so dass die Antwortmöglichkeiten nicht ins Uferlose geraten, oder hilfsweise sollten geschlossene Fragen gestellt werden, damit ein Asperger-Autist das Gefühl hat, ein gleichwertiger Gesprächspartner zu sein, und dieser sich im Gespräch entspannter fühlen kann.

– Für einen Asperger-Autisten ist es vorteilhaft, wenn die potentiellen Gesprächsthemen im Vorfeld bekannt sind, damit er sich ggf. in Ruhe gedanklich auf Redebeiträge, die er einstreuen möchte, vorbereiten kann.

– Der Gesprächspartner könnte ein Augenmerk darauf legen, dass die Gesprächsanteile in etwa in gleicher Gewichtung (50/50) ausgestaltet sind, und ggf. durch Hilfestellungen versuchen, die Waagschale in ein Gleichgewicht zu bringen. Dadurch wird ein wesentlicher Beitrag dazu geleistet, dem Wunsch eines Asperger-Autisten, ein gleichwertiger Gesprächspartner zu sein, zur Erfüllung zu verhelfen.

– Asperger-Autisten empfinden es ggf. als Reizüberflutung, wenn im Hintergrund Musik läuft, so dass eine geräuscharme Umgebung die Kommunikation erleichtern kann.

– Durch die Schwäche bei der Reizfilterung können Asperger-Autisten oft nicht mit allen Sinnesorganen gleichzeitig gut alles wahrnehmen. Wenn ein Asperger-Autist sich etwa gerade darauf konzentriert, einen Redebeitrag zu finden, nimmt er ggf. einen Gesprächseinwurf von anderen Personen in diesem Denkprozess nicht wahr. Diese sollten es daher nicht als Beleidigung oder Unhöflichkeit auffassen, wenn der Asperger-Autist auf diesen Beitrag nicht eingeht und ggf. bei fehlender Reaktion den Beitrag noch einmal wiederholen.

– Für einen Asperger-Autisten bietet es sich als kommunikative Hilfestellung an, wenn sich jemand als Mentor z.B. für eine größere Veranstaltung zur Verfügung stellt, damit der Asperger-Autist einen Gesprächseinstieg schafft (z.B. durch eine gezielte Frage an ihn). So muss nicht allein der Asperger-Autist sich anpassen im Sinne von einem Mitschwimmen im Strom der Nicht-Asperger-Autisten, sondern die Gesellschaft leistet auch einen Beitrag zur Förderung der barrierefreien Kommunikation für einen Asperger-Autisten.

59. Dankesworte

Im möchte an dieser Stelle meinen Dank an alle richten, die mir auf meinem bisherigen Lebensweg unterstützend zur Seite gestanden haben und mir ermöglicht haben, auch aus Krisen wieder herauszufinden. Zu diesem Personenkreis zähle ich insbesondere meinen Ehemann, meine Eltern und meine Schwester und die in diesem Buch im Kapitel 31 erwähnte Freundin.

Ein besonderer Dank gebührt auch meiner Logopädin Cornelia Rohrmeier aus Straubing für die hervorragende therapeutische Arbeit in den vielen Stunden mit mir in den letzten drei Jahren. Die Ergänzung der 2. Auflage um das Kapitel 58, auch inhaltlicher Art, geht auf die Anregung meiner Logopädin zurück, wofür ich ihr herzlichen Dank ausspreche.

Auch danke ich mir selbst, dass ich den Mut gefunden habe, auf meinem Lebensweg die Abbiegung in die Arztpraxis zur Diagnostik des Asperger-Syndroms nicht zu verpassen. Ein eigener innerer Frieden kann maßgeblich dazu beitragen, dass ich meinem sozialen Umfeld das Leben leichter mache.

60. Zur Autorin

Im Alter von 38 Jahren wurde bei Sieglinde G. (geb. 1982, verheiratet, Beruf Juristin) das Asperger-Syndrom diagnostiziert.
Ihr Lebensweg war flankiert u.a. mit einer Außenseiterrolle, Magersucht, der Fehldiagnose der sozialen Phobie sowie einer Schwangerschaftsangst und gescheiterten Adoptionsbemühungen. Nach zwei erfolgreich abgeschlossenen juristischen Staatsexamina ist sie beruflich als Juristin tätig.
Das Asperger-Syndrom geht häufig mit einem Spezialinteresse bzw. einer Inselbegabung einher. Ihre Leidenschaft gilt der deutschen Sprache. Zudem gilt ihr Interesse in der Freizeit neben Wandern, Joggen, Nordic Walking, Radfahren und Brettspielen dem Pflegen der Fähigkeiten auf einem der zahlreichen Musikinstrumente, in deren Genuss des Erlernens sie kam. Gleiche Abläufe und Ruhephasen sind ebenfalls wichtige Konstanten in ihrem Leben.